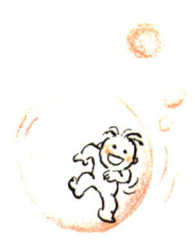
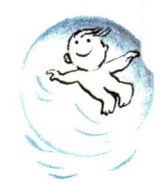

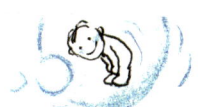
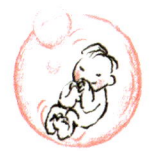
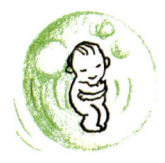
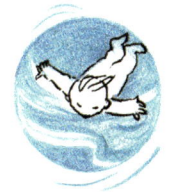
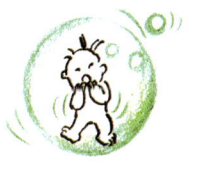
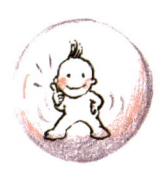
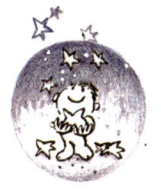
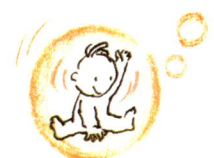
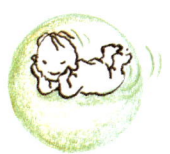
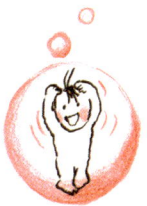

아빠가 읽어주는 고전태교

아빠가 읽어주는 고전태교

초판 1쇄 2018년 7월 7일

엮은이 박상원 ● 펴낸이 김기창 ● 기획 임종수
음악작곡 이우영 ● 녹음 정경훈
일러스트 차정인 ● 디자인 銀
인쇄 및 제본 천광인쇄사

펴낸곳 도서출판 문사철
주소 서울 종로구 명륜동 2가 4번지 아남A 상가동 3층 3호
전화 02 741 7719 ● 팩스 0303 0300 7719
홈페이지 www.lihiphi.com ● 전자우편 lihiphi@lihiphi.com
출판등록 제300-2008-40호

ISBN 979 11 86853 45 0 (03590)

* 값은 뒤표지에 있습니다.

> 이 책의 판매정가 5%는 홀트아동복지회 '아름뜰'에 기부되어
> 가정이 없는 영아 양육지원과 미혼부모를 위한
> 양육비, 의료비 지원사업에 쓰이게 됩니다.

아빠가
읽어주는

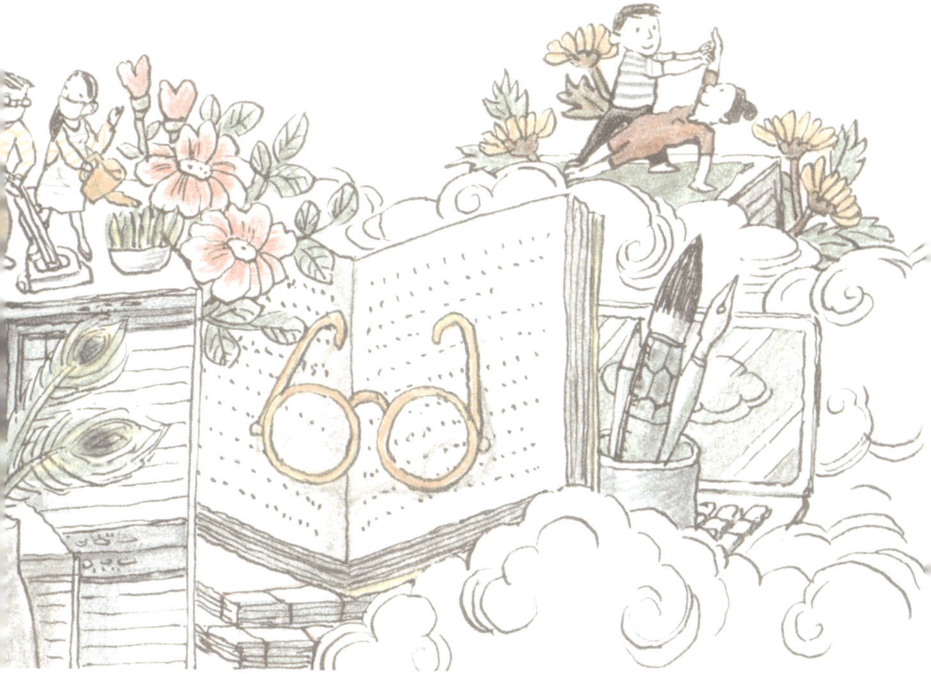

고전태교

박상원 엮음

도서출판문사철

스승의 가르침 10년보다
엄마 배 속의 10개월이
더 큰 사람을 만듭니다.

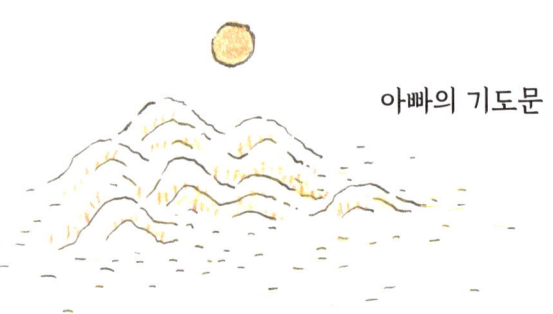

아빠의 기도문

사랑하는 아가야 무럭무럭 쑥쑥 자라거라.
그저 무탈하게 건강하게 태어나거라.
태중의 아가야 세상은 신비로운 모험이란다.
네가 살아갈 위대한 여정을 엄마 아빠는 함께 할 것이다.

세상의 축복을 자유롭게 누리거라.
아장아장 걸어 세상 높은 곳으로 비상하거라.
오직 너만의 길을 찾아 당당히 걸어가거라.
엄마 아빠는 너를 늘 응원할 것이다.

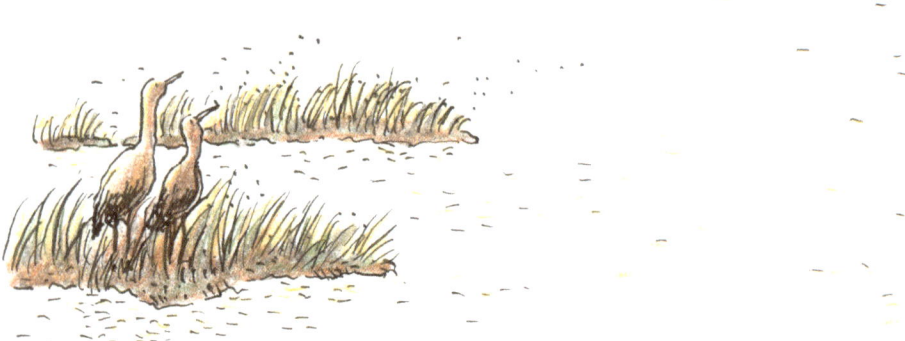

너와 함께 기쁘고 너와 함께 슬퍼하며
인생의 마지막까지 늘 너의 편이 될 것이다.
너와 함께한 찬란한 축복들에 감사할 것이다.

언젠가 네가 어른이 되면
너 또한 아빠가 되고 엄마가 되겠지.
아가야 이것만은 꼭 기억하거라.
늘 네 곁에 엄마 아빠가 함께 있음을.
늘 처음처럼 태중에 우리가 하나였음을.

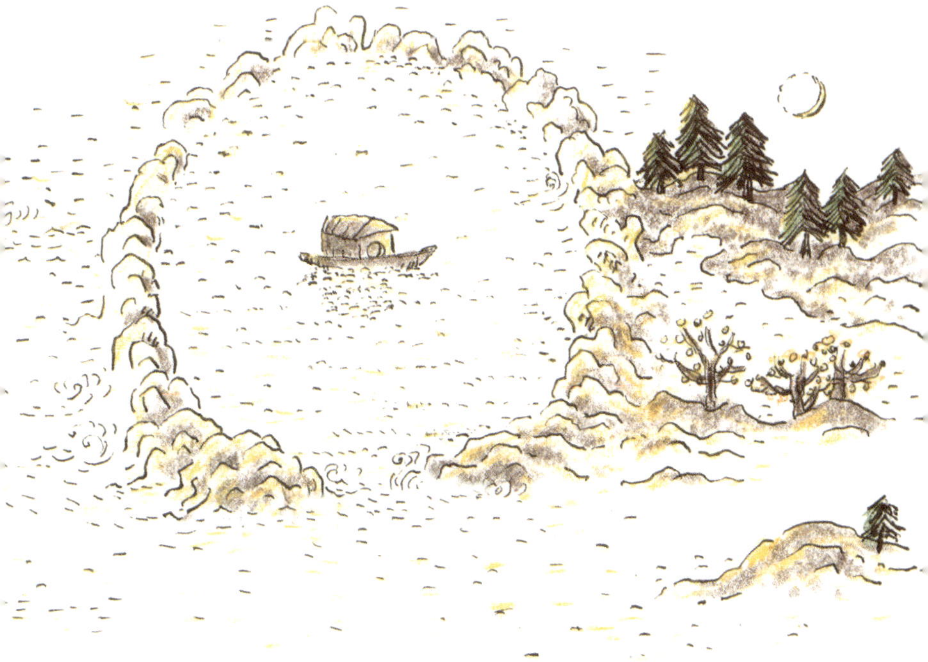

들어가며

세상에서 가장 큰 기적은 생명을 잉태하는 일입니다. 엄마 배 속에 잉태된 아기의 심장 소리를 처음 듣는 그 순간은 전율입니다. 잊을 수 없는 감동입니다. 그러나 감동과 전율을 뒤로하고 엄마에게 곧 두려움이 찾아 듭니다. 건강하게 낳을 수 있을지, 예쁜 아가가 나올지, 잘 키울 수 있을지, 어떤 사람으로 키워야 할지. 엄마들은 낯선 몸의 변화에 놀라고 또 두렵습니다. 아빠들은 배 속의 아가와 엄마를 위해 무엇을 해야 하는지 특별히 배운 바가 없습니다. 이런 이유로 한국에서 산후우울증은 두 명 중 한 명의 엄마들이 겪고 있습니다. 생명에 대한 두려움은 생명의 뿌리와 만나야 극복할 수 있습니다.

하루는 임산부부와 함께 태어날 아기의 이름을 지어보는 시간이었습니다. 한글창제의 원리를 설명하고 아빠에게 『훈민정음』을 읽어달라 부탁했습니다. 한 줄 한 줄 읽던 아빠가 한참

말을 못 이었습니다. 감정이 벅차올라 눈망울이 붉어져 있었습니다. 고전을 낭독하며 아가와 처음 교감하게 된 아빠는 가슴이 먹먹했습니다. 아빠들과 『도덕경』을 읽을 때도 그랬고, 『대학』을 읽을 때도 그랬습니다. 엄마와 아빠 그리고 아가가 하나가 되는 순간. 그 때 저는 고전의 힘을 깨달았습니다. 생명의 뿌리가 고전에 있음을.

    지혜로운 선조들은 이 사실을 이미 알고 있었습니다. 조선의 왕실에서는 왕비나 세자빈이 잉태를 하면 바로 태교를 시작했습니다. 거처를 깨끗하고 조용한 곳으로 옮기고 아침저녁으로 성현의 말씀을 옥판에 새겨 읽었습니다. 또한 목소리가 맑은 사람을 곁에 두어 『시경』을 읽게 했습니다. 궁중악사로 하여금 거문고를 타게도 했고, 색실로 아름다운 자수를 놓기도 했습니다. 사람을 귀하게 여겼던 우리 선조들은 배 속의 아이도 하나의 생명이라 생각했습니다. 『조선왕조실록』, 『태교신기』, 『내훈』 등에는 우리 선조들의 태교법이 잘 정리되어 있습니다. 세계최초의 태교서 『태교신기』는 '스승의 가르침 10년보다 엄마 배 속의 10개월이 더 큰 사람을 만든다'고 말합니다. 임신기간 중에 엄마의 감정과 기분은 아기에게 그대로 전달됩니다. 그리고 엄마가 먹게 되는 음식과 듣게 되는 말은 태아의 건강과 운명에 결정적인 영향을 미치게 됩니다. 임신한 엄마가 귀하게 대접받아야 하는 이유는 여기에 있습니다. 나라의 미래가 엄마의 편안한 마음에서 시작합니다.

옥스포드대학의 50년 연구결과에 따르면 아기는 엄마 목소리보다 아빠 목소리에 더욱 민감하고 섬세하게 반응한다고 합니다. 아빠가 책을 읽어주면 좋은 이유가 바로 아빠의 낮고 굵은 목소리를 아이가 좋아하기 때문입니다. 또한 연구진은 아빠 목소리를 많이 들었던 아이들의 성장과정도 계속 추적해보았습니다. 결과 아이는 사회적으로 성공할 가능성이 훨씬 높았다고 합니다. 아빠와 의사소통이 많을수록 학업 성취도는 높았고, 반면 범죄에 물드는 확률은 낮았습니다. 그리고 가난하게 될 확률도 낮았다고 합니다. 태중에 아이에게 전달된 아빠 목소리 한마디 한마디가 아이의 평생 운명을 바꾼 겁니다. 아빠의 태교가 얼마나 중요한지 다시 한 번 보여주는 대목입니다.

그래서 아름다운 고전을 아빠들이 아이에게 읽어 줄 수 있도록 정리하자 마음을 먹었습니다. 고전의 아름다운 문구들을 오늘날의 언어들로 정리했습니다. 동양의 주옥 같은 고전을 한 편 한 편 정리하며 지금까지 만났던 엄마 아빠들의 눈이 떠올랐습니다. 엄마 아빠에게 태어날 아가에 대한 소망이 무엇이

냐고 물어보면 열에 아홉은 건강입니다. 그저 건강하게 태어나 무탈하게, 행복하게 살았으면 하는 게 부모의 한결같은 소망이었습니다. 소망은 말하고 절실히 기도할 때 이뤄집니다. 큰 사람이 되길 소망하면 큰 사람이 되고, 건강한 사람이 되길 기도하면 건강이 찾아옵니다. 동양 고전은 진실한 행복에 대한 이야기를 엄마 아빠 그리고 아가에게 전달할 것입니다. 우리 선조들은 수천 년 역사를 이어오면서 삶에 가장 고귀한 가치들을 고전으로 남겨주었습니다. 진실로 감사한 일입니다.

아빠가 읽어주는 고전태교는 모두 아홉 개의 소망으로 나눴습니다. 건강, 착한 마음, 성공, 예의 바름, 사랑, 자유, 예술, 자연, 풍요로 나눴습니다. 우리아이가 건강하길 바랄 땐 『동의보감』, 『동의수세보원』을 읽어주면 좋습니다. 따뜻한 사람이 되길 바랄 때는 『논어』, 『묵자』, 『여유당전서』를 읽어주면 되고, 자유로운 영혼이 되길 바라면 『장자』가 좋습니다. 창의적인 아이로 자라길 바란다면 『훈민정음』을 읽어주면 좋고, 자연을 사랑하는 아이로 자라길 바란다면 『관동별곡』과 『도덕경』이 좋습니다. 하루에 10분만 아빠가 배 속의 아기에게 소망하는 바대로 읽어주면 좋을 듯 합니다. 누워 읽어도 좋고, 앉아 읽어도 좋고, 엄마 배를 쓰다듬으며 읽어도 좋겠습니다. 처음 읽는 것이 익숙하지 않으니 태교녹음을 틀어 놓고 음률을 익힌 후 읽어주는 것이 더 좋겠습니다. 독서백편의자현讀書百遍義自見이라 했습니다. 처음에는 무슨 뜻인지 몰라도 100번 읽으면 자연스럽게 그 의미가 드러난다는 뜻입니다. 고전태교가 옛 성현들의 글이다 보니 오늘날의 시각에서 어색하고 또 어려울 수 있습니다. 그러나 여러 번 읽고 듣다 보면 고전의 생명력과 꼭 만나리라 믿습니다.

    저 또한 아이에 대한 태교를 제대로 못 했습니다. 돌이켜 보니 아빠로서 남편으로서 참 미안합니다. 이런 미안함이 예비 아빠들에게는 없었으면 합니다. 태교와 육아에 도움이 되는 멋진 아빠가 되길 응원합니다. 작은 바람이 있다면 이 책을 통해 엄마, 아빠 그리고 아이가 하나되는 소중한 순간들이 쌓였으면 합니다. 그 아름다운 순간순간이 쌓여 아름다운 세상을 만들 것이라 믿습니다. 언제나 가정에 행복이 가득하길 두 손 모아 기도합니다.

차례

들어가며 8

I 하늘처럼 푸르게 자라거라
13

1. 건강하고 행복한 아이로 자라거라
   건강한 출산을 위한 태교이야기 사주당의 『태교신기』 19
   건강은 스스로 지키는 것 허준의 『동의보감』 24
   행복의 길을 안내한 열 개의 그림 퇴계 이황의 『성학십도』 28

2. 착한 사람이 되거라
   마음을 비추는 거울 추적의 『명심보감』 35
   씹을수록 맛이 나는 말씀의 뿌리 홍자성의 『채근담』 39
   세상을 바라보는 큰 생각 수신제가치국평천하 『대학』 43

3. 나라의 큰 인물이 되거라
   한민족의 시원을 말하다 『삼국유사』 47
   백성이 근본이다 왕의 노래 『용비어천가』 50
   인류가 꿈꾸는 가장 완벽한 문자 세종대왕의 『훈민정음』 53

Ⅱ 사람다운 사람이 되거라

4. 따뜻하고 예의 바른 사람이 되거라

　　아이들을 일깨우는 재미있는 이야기　율곡 이이의 『격몽요결』　59
　　진자리 마른자리 갈아 뉜 부모의 열 가지 은혜　『부모은중경』　64
　　예의 바른 아이로 키우는 작은 지혜　올바른 마음 『소학』　68

5. 늘 사랑 받는 사람이 되거라

　　사람다움에 대한 생각과 실천　공자의 『논어』　73
　　사랑하는 딸과 아들에게 보내는 편지　다산 정양용의 『여유당전서』　77
　　더불어 사는 세상을 위한 노래　박애주의자 『묵자』　82

6. 네가 원하는 삶을 살거라

　　내 안에 우주의 중심이 있다　조화로운 세상 『중용』　87
　　나를 찾아가는 바른 길　팔정도 『아함경』　90
　　무소의 뿔처럼 혼자서 가라　깨달음의 길 『법구경』　94

Ⅲ 풍요로운 땅의 주인이 되어라

7. 예술을 사랑하는 사람이 되거라
   자유로운 영혼을 위한 노래 꿈꾸는 철인 『장자』 103
   우리말의 연금술사 정철의 『관동별곡』 107
   세상을 향한 풍자와 해학 박지원의 『열하일기』 112

8. 자연을 사랑하는 사람이 되거라
   자연과 하나가 되다 노자의 『도덕경』 117
   조선팔도 땅을 말하다 이중환의 『택리지』 121
   사상의학의 창시자 이제마의 『동의수세보원』 126

9. 부자로 풍요롭게 살거라
   풍류를 찾아서 최치원의 『계원필경』 131
   풍요로운 세상을 향한 99편의 이야기 정조대왕의 『오경백편』 134
   후손에게 오복을 가져다 주는 81개의 그림 박상원의 『하늘그림』 139

아빠수첩 Ⅰ 144
아빠수첩 Ⅱ 146
아빠수첩 Ⅲ 148

엮은이·그린이 소개 150

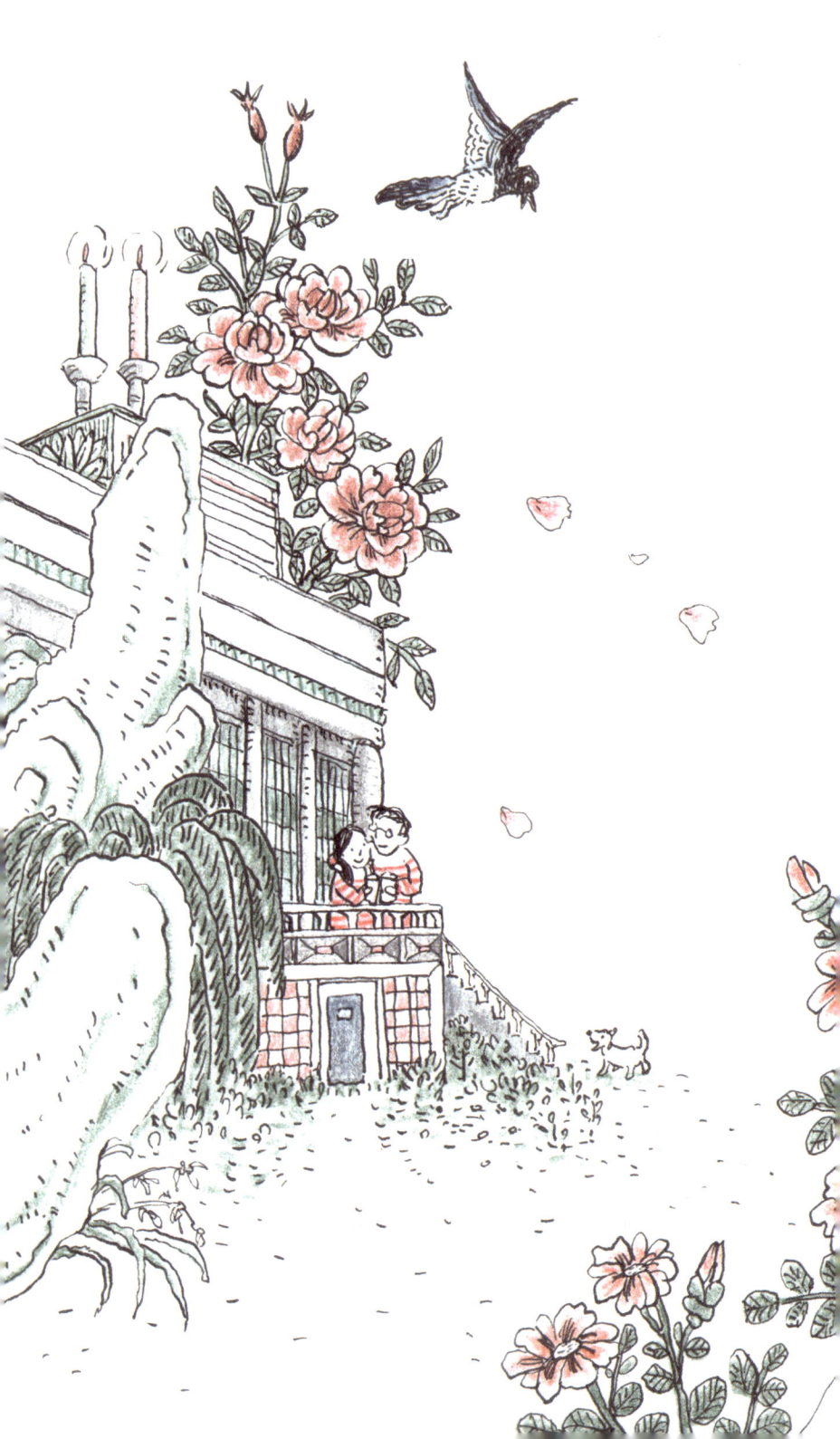

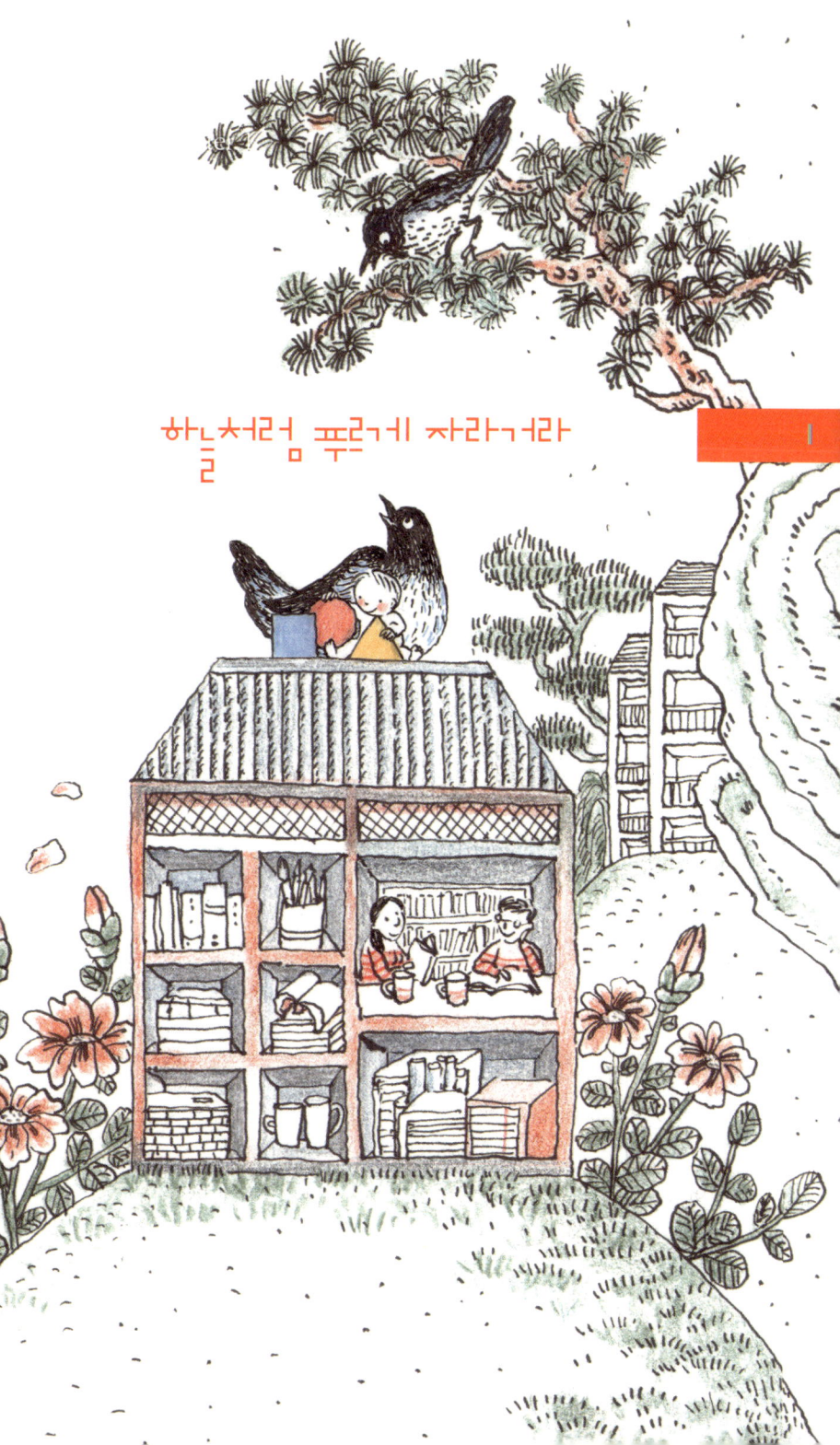

건강하고 행복한 아이로 자라거라

건강하고 행복한 아이로 자라거라

건강한 출산을 위한 태교이야기
사주당의 『태교신기』

사랑하는 아가야.

『태교신기』는 조선조 사주당 이씨가 한문으로 짓고 사주당의 아들 유경이 한글로 해석한 태교에 관한 글이란다. 사주당께서 임신의 경험과 아이들의 교육에 관한 지식을 모아 책으로 엮었단다. 우리 선조들은 스승의 십 년 가르침보다 엄마 배 속의 열 달이 사람의 성품에 더 큰 영향을 준다고 믿었다. 엄마의 기쁨과 슬픔이 너의 성품이 되는구나. 엄마가 먹고 마시는 것이 너의 건강이 되는구나. 엄마 아빠는 너의 건강이 세상에서 가장 중요해. 사랑하는 아가야 늘 건강하길 바라며 『태교신기』를 네게 들려준다.

귀한 자식을 두려면 부부는 서로에게 공경하는 마음이 있어야 한다. 그래야 하늘은 귀한 자손을 허락한다. 고전에 말하기를 옛날에 현명한 여인이 임신하였을 때 반드시 태교를 하여 온 집안이 몸가짐을 삼가하였다. 형태가 아직 이루어지기 전의 가르침은 마음을 따를 수 있으나, 이미 그 형체를 이룬 후의 가르침은 습관이 되어 그 성품을 고칠 수 없다. 태교가 중요한 이유는 아이의 성품을 만드는 첫 교육이기 때문이다. 병을 잘 고치는 의사는 병들기 전에 다스리고, 가르치기를 잘하는 사람은 태어나기 이전에 가르친다. 그러므로 스승의 10년 가르침이 어머니의 10달 기르는 것만 같지 못하고, 어머니의 10달 기른 것이 아버지의 하루 잉태하는 명운과 같지 못하다고 한 것이다. 훌륭한 자식을 얻기 위해서는 먼저 아빠의 하루하루가 진실되고 건강해야 한다. 그리고 엄마는 10달의 수고로움을 슬기롭게 견뎌야 한다. 부부가 화목해야 아이의 심신이 건강하다. 자식은 부모의 성격과 건강을 따른다.

태교의 시작은 어머니의 편안한 마음이다. 어머니가 편안하면 자식도 편안하다. 어찌 태교만이 그러한가. 태어난

이후에도 그러하니, 자식이 편안하고자 한다면 어머니부터 편안해야 한다. 옛 고전에 이르기를 "부인이 자식을 임신하면 자극적인 음식은 먹지 말고, 잠자리를 살펴서 하고, 한 쪽 구석에 앉지 않으며, 낯선 음식은 먹지 않는다. 눈으로는 거친 것을 보지 않고, 귀로는 악한 소리를 듣지 않으며, 목소리가 좋은 사람으로 하여금 곁에서 『시경』을 외우게 하고, 모든 일에 바르게 말을 하면 비로소 자식을 낳았을 때 얼굴이 단정하고 재능이 남보다 뛰어나다."고 하였다.

태교는 집안 사람들과 함께 해야 한다. 태아를 기르는 엄마 뿐만 아니라 온 집안 사람이 항상 몸가짐을 조심해야 한다. 임산부가 분통한 일을 듣게 해서는 안 되니 이는 성낼까 두려워함이다. 함부로 흉한 일을 듣게 해서는 안 되니 두려워할까 걱정되기 때문이다. 함부로 난처한 일을 들려주면 안 되니 근심이 생길까 두려워함이다. 또한 다급한 말을 하면 안 되니 놀랄까 걱정해서이다. 임산부가 성내면 그 자식의 피가 병들고, 두려워하면 자식의 정신이 병든다. 근심하면 자식의 기가 병들고, 놀라면 자식이 자주 놀라는 병을 얻게 된다. 친구와 함께 오래 있어도 그 사람됨을 배우거든 하물며 자식은 그 어머니에게서 나온 성냄과 두려움, 기쁨과 사랑, 미움과 욕심 등을 그대로 닮는다. 그러므로 임산부는 감정을 잘 다스려야 한다. 임산부는 항상 순하고 선한 사람과 함께 함으로써 마음을 안정되게 하여야 한다. 본받을 말과 마땅히 해야 할 일을 귀에 끊임없이 들려주어야 한다.

🌸

엄마가 보는 대로 아이의 형상이 변해 간다. 반드시 귀하고 따뜻하고 아름다운 것을 봐야 한다. 공작새와 같이 빛나고 아름다운 것을 보고, 성현이 가르치고 경계하신 경전을 읽어야 한다. 또한 아름다운 자태와 아름다운 그림을 찾아 보아야 한다. 태중의 아이는 부모가 듣는 것을 모두 똑같이 들으니 임산부는 바깥세상의 혼란한 소식을 듣지 말아야 한다. 마땅히 사람을 두어 시를 읽고 글을 외우고 옛날 책 속에 글을 따라 쓰거나 명상하며, 좋은 음악으로 귀를 풍족하게 해야 한다. 이는 마치 뿔에 무늬를 새기는 것과 같다. 배 속의 자식과 어머니는 혈맥이 이어져 그 기쁘며 성내는 것이 자식의 성품이 된다. 듣는 것이 자식의 기운이 되며, 마시고 먹는 것이 자식의 살이 되니 어찌 조심함을 게을리 할 수 있겠는가.

🌸

임산부는 피해야 하는 것들이 있다. 임산부는 너무 덥게 입지 말아야 하고, 음식을 너무 배부르게 먹지 말아야 한다. 너무 오래 누워 잠자지 말고, 가벼운 걷기로 운동을 꾸준히 해야 한다. 찬 곳에 앉지 말고 더러운 곳과 악취가 있는 곳을 피해야 한다. 옛 사당에 들어가지 말고, 무거운 것을 들지 말아야 한다. 신경 쓰는 일이 많아 몸과 마음이 상해서는 안되고, 침이나 뜸을 함부로 사용하지 말아야 한다. 또한 탕약을 함부로 먹어서도 안 된다. 항상 마음을 맑게 하고, 고요하게 거처하여 온화함을 적당히 유지해야 한다. 몸과 마음과 행동이 단정해야 한다. 임산부가 음식을 먹을 때는 모양이 바르지 않거나 벌레 먹은 과일은 먹지 않아야 한다. 썩어서 떨어진 것도 먹지 말고, 익지 않은 열매와 익지 않은 음식을 먹어서도 안 된다. 상한 밥과 음식을 먹지 말고, 빛깔이 좋지 않은 음식은 피하는 것이 좋다. 제철이 아닌 것을 먹지 말고, 고기가 많아도 밥보다 많이 먹으면 좋지 않다.

건강하고 행복한 아이로 자라거라

건강은 스스로 지키는 것
허준의 『동의보감』

사랑하는 아가야.

『동의보감』은 허준의 의학서란다. 1596년 임진왜란 이후에 역병과 기근에 시달리는 백성의 건강을 위해 선조의 명으로 지어진 책이야. 허준 선생은 자신의 건강은 자신이 지켜야 한다고 말씀하셨어. 아가야 이 세상에서 가장 소중한 것은 건강이란다. 엄마 아빠의 제일 큰 소망은 너의 건강이다. 자신의 몸을 늘 사랑하고 아끼는 사람이 되길 바라는 마음에서 네게 『동의보감』을 들려준다.

하늘이 조화로울 때 편안하듯 사람은 음양오행이 조화를 이룰 때 오래 산다. 사람 머리가 둥근 것은 하늘이 둥근 것을 본받은 것이다. 사람의 발이 각진 것은 땅의 각짐을 본받은 것이다. 하늘의 사계절은 팔과 다리가 됐으며 하늘의 오행은 사람에게 오장이 되었다. 하늘에 해와 달이 있듯 사람에게 눈과 귀가 있고 하늘에 음양이 있듯 사람에게는 오한과 신열이 있다. 먼저 자기 몸의 형체와 몸 안의 기운이 잘 맞아 부합하고 기가 통하면 오래 산다. 몸의 형체는 단단하고 충실하며 피부가 부드러워야 오래 산다. 사람이 자신의 몸을 수양한다는 것은 그 정신과 마음과 몸을 일치시켜 오래 장수하는 것을 말한다. 옛낱에 진실된 사람은 성품이 순박하고 만사에 음양을 조화롭게 하였다. 그래서 오래 살았다. 옛날에 훌륭한 사람은 어떤 난관에 부딪혀도 화를 내지 않았고 늘 사람들과 함께 지내며 근심하지 않았다. 그래서 오래 살았다. 옛날 지혜로운 사람은 자연의 법칙을 따라 계절에 맞게 살았으니 또한 오래 살았다.

건강을 위해 봄에는 늦게 자고 일찍 일어나야 한다. 반면 겨울에는 일찍 자고 늦게 일어나는 것이 좋다. 겨울에는 머리를 차게 하고 봄과 가을에는 머리와 발 모두를 차게 하는 것이 좋다. 건강을 위해서는 몸을 깨끗이 하고 목욕을 자주 하는 것이 좋다. 또한 큰 바람과 천둥 번개가 치는 안 좋은 날씨에는 멀리 다니지 않는 것이 좋다. 사계절 중 여름이 건강을 관리하는 것이 가장 어려우니 여름에는 오래된 음식이나 찬 음식을 피해야 한다. 무엇보다 심신의 피로가 누적되어 탈진되는 것을 가장 조심해야 한다. 병을 치료하려면 먼저 마음을 다스려야 한다. 환자의 마음 속에 있는 의심과 염려 그리고 헛된 잡념과 불평을 먼저 없애야 한다. 마음이 편안해지면 두려움이 없어진다. 두려움이 사라지면 진정한 기운이 보존되고 만사가 순조로워진다. 그러므로 백성들은 이를 질박하다고 했다. 마음이 편안하고 투박하면 욕심이 눈을 괴롭힐 수 없다. 마음에 거짓이 없으면 양생의 도리에 부합하여 100세가 되어도 늙음을 모른다. 청춘은 진실한 마음에 있다.

건강은 스스로 돌보는 것이다. 매일 5가지 순서를 3번 반복하라.

하나, 먼저 눈을 감고 마음을 고요히 하여 허리를 바로 세우고 정신을 모은다.

둘, 위 아래 이를 36번 부딪치고 두 손을 목덜미 뒤에서 교차하여 뒷목을 24번 눌러 준다.

셋, 어깨에 힘을 빼고 머리를 좌우상하로 돌려주고 입 안에 혀를 36번 돌려 침을 낸 후 세 번 나누어 삼킨다.

넷, 이어 숨을 들이쉰 후 멈춘 상태에서 두 손을 비벼 뜨겁게 만들고 숨을 내쉬며 허리를 손으로 문질러 준다.

다섯, 손을 깍지 껴서 허공을 받들어 몸을 늘이고 다시 아래로 뻗어 발끝에 닿기를 여러 번 한다. 이와 같이 날마다 3번 하면 장수한다.

숲 속의 좋은 공기를 마셔라. 사람이 공기 속에 사는 것은 물고기가 물 속에 사는 것과 같다. 물이 탁하면 물고기가 여위듯 공기가 탁하면 사람이 병든다. 사람은 한가할 때 병이 생긴다. 경락이 통하지 않고 혈맥이 응고되기 때문이다. 사람은 알맞게 먹고 피곤하지 않을 정도로 잠을 자고 부지런히 움직여야 건강하다. 비유컨대, 흐르는 물은 썩지 않고, 지도리에는 좀이 슬지 않는다.

행복의 길을 안내한 열 개의 그림

퇴계 이황의 『성학십도』

사랑하는 아가야.

『성학십도』는 퇴계 이황께서 1568년 12월 왕에게 올린 상소문이란다. 당시 17세였던 선조가 왕에 즉위하자 10개의 간단하고 심오한 그림을 통해 통치의 방법을 설명한 글이야. 임금의 자리가 귀한 만큼 많은 노력과 공부가 있어야 함을 말해주고 있지. 엄마 아빠는 네가 어디에서든 성실한 사람이 됐으면 좋겠구나. 인생을 즐겁게 살아라. 진정한 행복으로 가는 길 『성학십도』를 들어보렴.

판중추부사 신 이황은 삼가 재배하고 말씀을 올립니다. 백성의 지도자가 된 임금의 마음은 온갖 징조가 연유하는 곳입니다. 임금의 자리는 모든 책임이 모이는 곳이며, 온갖 욕심이 다다르는 자리입니다. 늘 시기와 모함에 어지러운 곳이 임금의 자리입니다. 그래서 임금의 책임은 조금이라도 소홀하고 태만하면 큰 위기가 오고 맙니다. 어느 누가 이 위기를 막을 수 있겠습니까? 그래서 옛날 현명한 성인과 임금들은 늘 조심하고 경계하였습니다. 모든 행동을 반성하여 스스로 돌아보았습니다. 성군의 바른 길을 안내하는 10개의 그림을 그려 성학십도를 올립니다.

　　세상에 모든 일은 성실해야 이뤄집니다. 성학십도 가운데 어느 하나의 도표를 지정하여 생각하실 때에는 마땅히 그 도표 하나에만 전념하셔야 합니다. 만사에 어떤 일을 습득하실 때에는 마땅히 그 일 하나에만 전념하시어 다른 일이 있다는 것을 알지 못하는 것처럼 하셔야 합니다. 이와 같이 일을 실천할 때에는 아침저녁 변함없이 매일 꾸준하게 하셔야 합니다. 중요한 결정은 새벽에 정신이 맑을 때 그 실마리를 완미하는 것이 좋습니다. 일상의 문제와 의문점들은 몸소 체험하며 그 장단점을 보완하는 것이 좋습니다. 그러나 생각의 실천이 마음대로 되지 않아 고통스럽고 짜증날 때도 있을 것입니다. 공부에 발전이 없을 때도 있고, 해결점이 보이지 않을 때도 있습니다. 이 때 옛 선인들은 '장차 크게 향상하려는 징조'라고 말하면서 실천의 고통을 잘 이겨냈습니다. 세상의 모든 일은 혼신의 노력으로 꾸준히 실천하면 순리대로 실현됩니다. 말한 바를 몸으로 실천하는 것이 성실함입니다.

　　성학십도는 성인군자가 되는 열 개의 그림입니다.
　　첫 번째 태극도는 우주가 처음 분리되어 음과 양으로 존재하는 자연의 이치를 설명합니다. 땅의 성품은 여자를 말하고 하늘은 남자를 상징합니다. 둘이 만나면 만물이 생성됩니다. 무릇 모든 생명은 음양의 조화입니다. 남녀가 사랑함에 생명이 탄생하는 이치와 같습니다.
　　두 번째 서명도가 말하는 바는 하늘과 땅을 이끄는 원리가 내 본성 안에 있다는 것입니다. 하늘과 땅이 내 안에 있으니 천명을 따르는 것이 성인이 되는 길입니다. 사람은 하늘의 큰 성품을 받았으니 모두가 하나라는 뜻입니다. 너와 내가 하나니 세상에 고통 받고 아파하는 모든 사람을 내 형제 자매처럼 아끼고 보살피라는 내용입니다.
　　세 번째 소학도는 일상 생활의 행동규범을 말합니다.

청소를 잘하는 것과 가정 밖에서 타인을 배려하는 것 그리고 가정 안에서 효도하고 선조들의 도덕을 잘 지키는 것을 설명합니다.

네 번째 대학도는 진리를 통해 세상을 밝힌다는 뜻입니다. 자연만물의 이치를 하나하나 공부하면 앎이 넓어집니다. 앎이 넓어지면 강직한 신념이 생기고 신념이 생기면 몸으로 실천할 수 있습니다. 만사를 실천하면 집안이 평안해지고 집안이 평안하면 나라가 다스려집니다. 나라가 다스려지면 온 세상이 진리의 빛으로 가득 찹니다.

성학십도의 다섯 번째 백록동규도는 인간으로서 지켜야 할 인류의 도덕을 설명합니다. 가정에는 사랑이 있어야 하고 나라에는 올바른 정의가 있어야 합니다. 부부는 각자의 역할이 있고 사회는 도덕과 질서가 부여돼야 하며 친구간에는 믿음이 있어야 한다는 말입니다.

여섯 번째 심통성정도는 마음의 이치와 마음을 다스리는 방법을 말합니다. 사람의 본성은 다 착하고 아름다우나 공부와 기질에 따라 싫어하고 미워하고 좋아하고 사랑하는 것이 다 다릅니다. 이에 마음을 잘 다스려 서로 소통하고 심신이 여일한 사람이 될 수 있도록 돕는 그림입니다.

일곱 번째 인설도는 사랑의 근원이 되는 인을 통해 어짊과 정의로움 그리고 예절과 지혜를 어떻게 이룰 것인가를 설명합니다. 일상에서 공손하고 모든 일에 감사하는 마음을 가져야 합니다. 다른 사람을 진실로써 대하면 이로움이 커집니다.

여덟 번째 심학도는 어린아이처럼 순수한 마음을 찾아가길 권합니다. 사람에 대한 공경심으로 세상과 만나야 합니다. 세상의 유혹 속에 빠지지 말아야 합니다. 스스로 독실하게 하늘의 이치를 따르고 양심에 따라 행동하면 성인의 경지에 이를 수 있습니다.

아홉 번째 경제잠도는 옷을 단정하게 입어야 한다는 뜻입니다. 또한 올바른 가치 기준을 세우라는 뜻입니다. 정장을 갖춰 입으면 마음이 흐트러지지 않습니다. 가치 기준이 바르면 선택이 틀리지 않습니다.

성학십도의 마지막 열 번째 숙흥야매잠도는 아침저녁 살펴야 할 일입니다. 이른 아침에는 세수하고 복장을 바르게 하여 그 시작을 건강하게 하여야 합니다. 늦은 밤에는 하루를 반성하고 가지런히 정리해야 합니다. 성인의 도는 일상에 있는 것이니 머무는 곳마다 행하는 일마다 정성을 다해야 합니다. 정성을 다하는 사람이 세상을 밝히는 군주가 됩니다.

착한 사람이 되어라

착한 사람이 되어라

마음을 비추는 거울
추적의 『명심보감』

소중한 우리 아가야.
『명심보감』은 마음을 밝히는 보배로운 거울이라는 뜻이란다. 고려 충렬왕때 예문관 제학을 지낸 추적의 책이지. 사서삼경과 고문에 금과옥조 같은 글만을 가려 뽑아 어린이를 가르치는 교재로 삼았단다. 효도와 선행, 우정과 공부 등에 관한 가르침이 담겨 있단다. 엄마 아빠는 네가 올바르고 정의로운 사람이 됐으면 한다. 거울처럼 자신을 돌아보는 사람은 아름답단다. 사랑하는 아가야 마음을 밝히는 보배, 『명심보감』을 한 번 들어보렴.

자식은 부모의 거울이다. 부모의 삶은 자식의 성품으로 나타난다. 효성스럽고 순한 사람은 다시 효성스럽고 순한 자식을 낳는다. 인륜의 법도를 범한 사람은 자식 또한 그렇게 되기 쉽다. 처마 끝의 물을 보라. 방울방울 떨어지는 것이 조금도 어긋남이 없다. 어른을 공경함은 사람됨의 근본이고 백 가지 행실의 근원이다. 하루라도 착한 것을 생각하지 않으면 모든 악한 것이 다 저절로 일어나는 법이다. 착한 것이면 작다 해도 꼭 찾아 할 일이다. 악한 것이면 작다 해도 결코 하지 말아라. 하루 착한 일을 행할지라도 복은 비록 곧 나타나지 않지만 화는 스스로 멀어질 것이다. 하루 악한 일을 행할지라도 화는 비록 곧 나타나지 아니하나 복이 저절로 멀어질 것이다. 착한 일을 행하는 사람은 봄 동산의 풀과 같아서 그 자라는 것이 보이지 않으나 날마다 더하는 바가 있다. 악한 일을 하는 사람은 칼을 가는 숫돌과 같아서 갈리어 닳아 없어지는 것이 보이지 않더라도 날이 갈수록 닳아 없어지는 것과 같다.

　모든 사람이 좋다고 할지라도 반드시 살펴야 한다. 모든 사람이 미워할지라도 반드시 살펴야 한다. 살펴보면 다른 것이 더 많다. 내 몸이 귀하다고 남을 천대해서는 안 된다. 제 몸이 크다고 작은 사람을 업신여기면 안 된다. 내 용기를 믿고서 상대를 가볍게 여기지 말라. 대장부는 마땅히 남을 용서할지언정 용서를 받는 처지가 되어서는 안 된다. 음식이 담박하면 정신이 상쾌하고 마음이 맑으면 잠자리가 편안하다. 만족할 줄 아는 사람은 큰 부와 명예가 없어도 즐겁다. 만족할 줄 모르는 사람은 부귀공명 속에서도 늘 근심한다. 자신의 고집을 굽히는 사람은 중요한 자리에 있을 수 있지만, 이기기를 좋아하는 사람은 반드시 적을 만난다. 안으로는 엄한 부모 없고, 밖으로는 엄한 스승이 없으면 성공하는 사람이 드물다. 밝은 거울은 모양을 살피는 도구이며 지나간 옛 일은 현재를 아는 거울이다. 미래를 알고자 한다면 먼저 지나간 것을 살펴라.

※

복이 있어도 다 누리지 말라. 복이 다하면 몸이 가난하게 된다. 다 쓰지 못한 재주는 남겨 두었다가 조물주에게 돌려 보내고, 다 쓰지 않은 명예는 남겨 두었다가 나라에 돌려라. 그리고 다 쓰지 않는 재물은 남겨두었다가 사회에 환원하고, 다 누리지 않은 복은 남겨 두었다가 자손에게 물려주도록 하라. 모든 일에 인정을 남겨 두면 언젠가 서로 좋은 얼굴로 만날 수 있다. 물이 너무 맑으면 고기가 없고, 사람이 너무 깐깐하면 친구가 없다. 하늘은 스스로 믿는 자를 돕는다. 먼 곳의 강물은 아무리 많아도 가까운 불을 끄지 못한다. 먼 곳의 친척은 가까운 이웃만 못하다. 일생의 계획은 어릴 때에 있고 일년의 계획은 봄에 있다. 하루의 계획은 새벽에 있는 것이니 어려서 배우지 않으면 사람이 아는 바가 없다. 옥은 다듬지 않으면 그릇이 될 수 없듯 사람은 배우지 않으면 크게 쓰이지 않는다. 오늘 배우지 않으면서 내일이 있다고 말하지 말라. 해와 달은 가고 세월은 나를 기다리지 않는다.

부부의 화목은 인류의 시작이다. 하늘의 때는 땅의 이로움만 못하고, 땅의 이로움은 사람의 화목보다 못하다. 사람과 사람이 화목하면 세상의 모든 일을 이룰 수 있다. 부부는 인류의 시작이며 만복의 근원이다. 부부가 화목하면 만사가 편안하다. 부부는 지극히 친밀하지만 한편으로 늘 서로 조심해야 한다. 너무 가까워 서로 업신여김은 서로 조심하지 않는 데서 비롯한다. 만약 남이 나를 소중히 여기기를 바란다면 내가 남을 소중히 여기는 것보다 나은 것이 없다.

착한 사람이 되어라

씹을수록 맛이 나는 말씀의 뿌리
홍자성의 『채근담』

사랑하는 우리 아가야.

『채근담』은 1644년 명나라의 홍자성이 집필한 책이란다. 채근이라는 말은 뿌리를 씹으면 처음은 쓰지만 오래 씹을수록 단물이 나오고 몸에 좋다는 뜻이다. 그와 같이 좋은 글과 가르침은 오래도록 곱씹어야 한다는 뜻이지. 좋은 글과 좋은 책들은 곁에 두고 늘 읽고 쓰고 명상하면 삶에 큰 힘이 된단다. 엄마 아빠는 네가 진실한 사람이 되길 바래. 시간이 갈수록 진국 같은 사람, 오래도록 한결 같은 사람이 되길 바라며 『채근담』을 네게 읽어준다.

마음을 깨끗이 비운 후에 비로소 책을 읽고 지식을 쌓아라. 마음의 본 바탕을 바르게 닦지 않으면 선행을 하는 것도 자신의 명예와 사욕을 채우는 데 쓸 요량이고, 좋은 말을 들어도 그 좋은 뜻을 자신의 허물을 덮는데 사용하게 된다. 이는 적에게 병기를 내어 주고 도둑에게 양식을 대주는 것과 같다. 같은 물이지만 소가 먹으면 젖이 되고, 뱀이 먹으면 독이 되는 이치와 같다. 마음이 선하고 깨끗해야 하는 일이 모두 복이 되고 덕이 된다. 부귀와 명예가 도덕에서 온 것이면 스스로 숲 속의 꽃과 같이 무럭무럭 잘 자란다. 부귀와 명예가 권력에서 온 것이면 꽃병 속의 꽃처럼 뿌리가 없으므로, 그 시들어 가는 모습을 선 채로 기다려 지켜볼 수밖에 없다. 흥망성쇠는 어쩔 수 없어 한 나라도 그 국운이 다하면 사라진다. 그러나 큰 도덕은 천 년이 지나도 이어지고 만 년이 지나도 읽혀지니 그 생명이 영원한 것이다.

　　덕이 있는 집안엔 큰 경사가 있다. 선행을 많이 베풀어도 그것이 눈에 보이지 않는다. 악행을 많이 저질러도 금새 그 화를 입는 것은 아니다. 작은 씨앗은 봄 여름 가을이 지나면 큰 열매가 되어 돌아온다. 시간이 걸릴 뿐 작은 선행은 몇 배의 복으로 돌아온다. 시간이 걸릴 뿐 악행은 다음 후손에게 전달된다. 선을 쌓은 집안에는 반드시 남겨진 경사가 있는 법이다. 후손들을 위해 오늘은 베풀며 살라. 그 선행이 훗날 후손을 부유하게 만든다.

❀

공부는 사람을 크게 만든다. 배우는 사람은 부지런히 일하고 조심하는 마음을 가지는 한편 시원스럽고 깔끔한 멋도 지녀야 한다. 규칙만을 따지며 지나치게 엄하고 결백하기만 하면 가을의 차가운 기운만 있고 봄의 따뜻한 기운이 없으니 무엇으로 만물을 자라게 할 수 있겠는가? 사람이란 무릇 배울수록 마음이 크게 틔어야 한다. 옳고 그름을 자꾸 따지는 것이 공부가 아니라 옳고 그름 속에서 통쾌함을 이루고자 하는 것이 공부다. 사통팔달 막힘 없이 흐르는 것이 공부니 공부가 깊은 사람일수록 크게 연연함이 없다.

❀

믿음이 믿음을 낳는다. 남을 믿는 사람은 남이 진실해서가 아니라 스스로가 진실되기 때문이다. 남을 의심하는 사람은 남이 다른 사람을 속여서가 아니라 자신이 남을 속이기 때문이다. 믿음은 믿음에서 오고 의심은 의심에서 온다. 내가 진실되면 상대가 거짓말을 못한다. 내가 상대를 속이고 있으면 상대는 진실을 얘기하지 않는다. 진실과 거짓이 밖에서 오는 것이 아니다. 내가 진실되게 살아가다 보면 진실이 어느새 나를 감싸고 있다. 내가 거짓말로 이리저리 둘러대다 보면 어느새 내가 거짓말 인생을 살게 된다.

❉

공직에 있는 사람에게 꼭 하고 싶은 두 마디 말이 있다. 하나는 공평하면 맑은 지혜가 생기고, 둘은 청렴하면 위엄이 생긴다는 사실이다. 공직에 있는 사람은 공평하고 청렴해야 한다. 공평하면 일을 원만하게 이루는 지혜가 생긴다. 청렴하면 그 어떤 사람이 와도 떳떳하고 당당하다. 마찬가지로 집안 일을 하는 사람에게 꼭 하고 싶은 두 마디 말이 있다. 용서하면 평화가 생기고 검소하면 살림이 넉넉해진다. 화목한 가정은 만사에 용서하는 마음으로 가족을 돌보는 것이다. 만사에 부지런하고 검소하면 살림이 부유해진다.

❉

멋진 인생은 마음의 여유에 있다. 풍류를 즐기는 것은 많은 것이 갖춰져야 하는 것이 아니다. 항아리만 한 작은 연못과 주먹만 한 작은 돌이면 된다. 산수의 정취를 느끼고자 한다면 천지자연이 그 안에 담겨 있다. 빼어난 경치는 멀리 있는 것이 아니다. 동구 밖 강물에도 초가삼간 빈 창에도 달빛은 한가로이 찾아든다. 아무리 돈이 많아도 부질없이 바쁘면 풍류를 즐기지 못한다. 들에 핀 꽃 한 송이에 행복이 깃들어 있다.

착한 사람이 되어라

세상을 바라보는 큰 생각
수신제가치국평천하 『대학』

사랑하는 아가야.

『대학』은 『예기』에 있는 글이란다. 세상의 진리를 바르게 탐구하여 가정을 가꾸고 나라를 다스리는 방법을 말하고 있지. 선조들께서는 『소학』 다음에 『대학』을 읽었단다. 『소학』이 가정의 도덕과 윤리라면 『대학』은 세상의 이치와 정치를 담고 있어. 엄마 아빠는 네가 큰 생각을 가진 사람이 됐으면 좋겠어. 큰 생각이 큰 사람을 만든다고 『대학』은 말하고 있단다.

대학의 도는 사람의 참된 마음을 밝히는데 있다. 일상 속에서도 늘 새롭게 일과 사람을 바라봐야 한다. 또한 사람은 지극한 선량함에 머물러야 한다. 선량한 마음에서 나오는 선량한 행동이 있어야 한다. 만사에 자신이 있어야 할 곳을 알면 마음에 결단이 생긴다. 마음에 결정이 생긴 이후라야 사람은 고요함을 얻을 수 있다. 마음이 고요하면 능히 편안할 수 있으며, 편안하면 능히 생각할 수 있다. 올바른 생각들이 쌓여야 비로소 진리를 얻을 수 있다. 인류가 찾는 밝은 세상은 올바른 진리에서 출발한다. 올바른 진리만이 세상의 참 빛이다. 물건에는 근본과 말단이 있고, 일에는 끝남과 시작이 있다. 먼저 하고 뒤에 할 바를 알면 곧 길이 보인다.

　바른 마음이 근본이다. 옛날 밝은 덕을 천하에 밝히려는 이는 먼저 그 나라를 바르게 다스렸다. 또한 나라를 다스리려는 이는 먼저 그 집안을 다스렸다. 집안을 다스리려는 이는 먼저 그 몸을 닦았다. 몸을 닦으려는 이는 먼저 그 마음의 뜻을 진실되게 하였고, 뜻을 진실되게 하려는 이는 먼저 그 지식을 바르게 이루었다. 지식을 구함은 사물의 이치를 투철히 밝히는 것이다. 사물의 실체를 올바르게 파악한 뒤에라야 올바른 지식이 만들어진다. 지식이 쌓인 뒤에야 하고자 하는 뜻이 명확해진다. 스스로 이루고자 하는 바람이 진실해야 마음이 바르게 선다. 마음이 바르게 선 뒤에라야 몸을 닦을 수 있다. 몸을 닦은 후에야 집안이 튼튼하고, 집안이 튼튼해야 나라가 바로 선다. 나라가 다스려진 뒤에라야 천하가 태평하게 된다. 격물치지, 성의정심, 수신제가, 치국평천하라 했다. 어른부터 아이에 이르기까지 한결같이 몸을 바르게 닦는 것으로써 삶의 근본을 삼아야 한다. 근본이 어지러운데 그 말단이 다스려지는 일은 없다. 모든 일은 작은 것에서 시작한다.

❀

    어떤 날도 같은 날은 없다. 탕임금이 세숫대야에 "진실로 날마다 새롭고자 한다면 새롭게 하고 또 날로 새롭게 하라."고 새겼다. 행하는 일마다 만나는 사람마다 늘 새로운 마음으로 만나리. 처음 만나는 사람처럼 만나라. 한 사람이 탐하고 거스르면 한 나라가 어지럽게 된다. 한 마디 말이 일을 그르치게 하며, 한 사람이 나라를 안정시킨다고 한다. 정치하는 이가 어진 사람을 보고도 발탁하지 못하면 어두운 것이다. 발탁하더라도 먼저 쓰지 못하면 태만한 것이다. 공직에 있는 이가 착하지 않은 사람을 거절하지 못하면 후회가 생긴다. 거절하더라도 멀리하지 못하면 허물이 생긴다. 세상을 바르게 하는 것은 부지런히 행해야 한다. 바르지 못한 일은 분명하게 거절하고 끊어야 한다. 그래야 오래오래 행복하다.

큰 인물이 되거라

큰 인물이 되거라

한민족의 시원을 말하다
『삼국유사』

사랑하는 아기야.

『삼국유사』는 일연스님께서 쓰신 역사책이란다. 고구려, 신라, 백제의 역사가 기록된 책이지. 이 책에는 오천 년 전 우리나라를 건국한 단군세기가 기록되어 있단다. 우리나라는 널리 사람을 복되게 할 홍익인간의 소명으로 시작된 나라란다. 엄마 아빠는 네가 세계 어떤 사람들과 만나도 한국인이라는 자부심을 갖길 바래. 뿌리를 사랑하는 사람이 되길 바라며 네게 『삼국유사』를 들려준다.

하늘 아래 땅 위에 세상이 처음 열렸다. 옛 기록에 하느님의 둘째 아들 환웅이 천하에 뜻을 두고 인간세상을 갈망했다. 이에 하느님이 아들의 뜻을 알고 세상을 다스릴 좋은 터를 보았다. 서쪽의 삼위산과 동쪽의 태백산을 내려다보니 인간을 널리 이롭게 할 만하다 생각하셨다. 이에 하느님은 환웅에게 천부인 3개를 주어 인간세상을 다스리게 하였다. 하늘, 땅, 사람을 다스리는 3개의 신장을 받은 환웅이 3,000명의 백성들과 함께 태백산 꼭대기에 내려왔다. 그리고 신단수 나무 아래 새로운 세상을 열었다. 사람들은 널리 세상을 이롭게 할 이분을 환웅천왕이라 불렀다. 환웅천왕은 바람의 신 풍백, 비의 신 우사, 구름의 신 운사를 거느리고 세상에 내려왔다. 환웅은 곡식과 수명, 질병과 형벌 그리고 선과 악 등 인간의 360여 가지 일을 다스리며 세상을 평화롭게 하였다.

세상이 평온하게 다스려질 무렵 한 마리 곰과 한 마리 호랑이가 환웅에게 찾아왔다. 곰과 호랑이는 "저희가 사람이 되기를 원하옵니다." 하였다. 이에 환웅이 영험이 있는 쑥과 달래를 주며 "너희가 이것을 먹고 100일 동안 햇빛을 보지 않으면 곧 사람이 될 것이다." 말씀하셨다. 곰과 호랑이가 그것을 받아 먹고 3·7일 동안 금기하였다. 호랑이는 금기를 지키지 못하고 굴을 뛰쳐나갔으나, 곰은 참고 견디어 마침내 아름다운 사람이 되었다. 사람이 된 웅녀는 혼인할 상대가 없어 날마다 부부의 인연을 기원했다. 이에 환웅이 사람으로 변하여 그녀와 혼인하였다. 그래서 아들을 낳으니 그 이름을 단군왕검이라 하였다. 하느님의 아들이 환웅이며, 환웅의 아들이 단군이다. 단군이 이 나라 이 땅의 시조가 된 분이다. 단군께서 평양성에 도읍하여 조선이라 칭하고 백악산 아사달로 옮기니, 나라를 1,500년간 다스렸다.

큰 인물이 되거라

백성이 근본이다
왕의 노래 『용비어천가』

사랑하는 아가야.

『용비어천가』는 세종대왕께서 한글을 창제하시고 처음 우리글로 만든 왕의 노래란다. 해동의 여섯 용이 나르샤 새로운 세상을 연다는 우렁차고 신비로운 이야기지. 너의 처음 목소리도 우렁차겠지. 용비어천가는 여섯 왕께서 수많은 역경과 모험을 통해 조선을 건국한 노랫말이란다. 엄마 아빠는 네가 세상의 어떤 도전 속에서도 너의 아름다운 세상을 당당히 열어갔으면 좋겠다. 사랑하는 아가야 『용비어천가』를 한 번 들어보렴.

해동에 육룡이 나르샤 하는 일마다 하늘의 복이 따랐으니 그 길에 옛 성인이 모두 함께 하심이다. 뿌리 깊은 나무는 바람에 아니 뮐새 꽃은 좋고 열매는 많기도 하구나. 샘이 깊은 물은 가물에 아니 그칠새 내가 되어 바다로 가나니 우리 선조들께서 힘을 모두어 뿌리 깊고 샘이 맑은 나라를 열으셨도다. 붉은 새 글을 물어 침상에 날아드니 성현들의 혁명에 하늘의 도움이 있었구나. 죄를 바르게 다스리고 정의를 외쳐 군사를 일으키니, 사방의 제후가 모이고, 천리 밖 백성이 모여들었구나. 성현의 뜻이 세상에 나오니 감응이 이처럼 깊고도 오묘하구나.

　태조가 백성을 위하여 싸움에 나아가셨다. 제때에 진지를 못함이 몇 끼인 줄 어찌 다 셀 수 있겠는가? 온 몸의 상처를 어찌 다 셀 수 있겠는가? 뒤에는 모진 도적 앞에는 어두운 길에 없던 번개 하늘이 밝히셨도. 뒤에는 모진 짐승 앞에는 깊은 못에 엷은 얼음 하늘이 굳히시니 나라를 세울 천명을 내리셨도다. 물 깊고 배 없건만 하늘이 명하실새 말탄 채 건너가시니다. 성은 높고 다리는 없건만 하늘이 명하실새 말탄 채 날아오르시니이다. 내 임금을 그리사 후원에

드실새 하늘의 별이 눈처럼 내리고, 내 백성 어여삐 여기사 큰 강을 건너실제 흰무지개 해를 가르도다. 바다 위에 금탑 솟고 하늘 위에서 금척이 내려오니 하늘의 뜻을 누군들 모르겠는가? 물 위에 용이 강정을 향할새 천하가 바르게 될 징조로다. 집 위에 용이 임금의 침상을 향할새 보위에 오를 상서로움이다.

하늘이 대업을 내리셨으나 백성이 하늘이거늘 하늘 공경함으로 백성을 공경하셨다. 백성을 위해 논밭의 제도를 고치고, 세금에 바른 원칙을 세우니 그 근본의 뜻을 잊지 마소서. 선왕들의 노고는 모두가 백성을 위함이로다. 여섯 준마가 시기를 맞추어 태어나리라. 하늘이 용기와 지혜를 가진 분을 내려 주시니 나라가 평정되리라.

큰 인물이 되거라

인류가 꿈꾸는 가장 완벽한 문자
세종대왕의 『훈민정음』

아가야 귀 기울여 들어보렴.

『훈민정음』은 1446년 세종대왕께서 창제하셨다. 우리의 철학으로 만든 우리글이지. 천지인 삼재의 이법으로 만들었단다. 단지 28글자로 세상의 모든 소리와 세상의 모든 생각을 전달할 수 있게 만든 창조적인 문자란다. 세계의 언어학자들은 인류가 꿈꾸는 가장 완벽한 문자를 한글이라 말한단다. 엄마 아빠는 네가 창조적인 사람이 됐으면 좋겠다.

나랏말쏨이 중국과 달라 문자가 서로 통하지 아니하므로, 어리석은 백성이 말하고자 하는 바가 있어도 마침내 자신의 뜻을 능히 펴지 못하는 사람이 많다. 내 이것을 보고 백성을 어여삐 여기사 새로 스물여덟 글자를 만드니 훈민정음이라 한다. 사람마다 하여금 쉽게 익혀 편리하게 사용할 수 있도록 할 따름이다.

　천지자연의 소리가 있으면 반드시 천지자연의 글자가 있는 법이다. 그러므로 옛사람이 소리를 따라 글자를 만들어서 그것으로 만물의 뜻을 통하게 하였다. 훈민정음은 삼재의 이치를 실어서 만들었으니 후세 사람이 능히 바꾸지 못하는 까닭이 여기에 있다. 사방의 풍토가 다르고 말소리 또한 이에 따라 다르다. 우리나라는 그 소리만 있고 글자가 없어 중국의 글자를 빌어다가 변통해 쓰고 있다. 이것은 마치 둥근 자루와 네모난 구멍의 어긋남과 같으니 어찌 능히 통달하여 걸림이 없겠는가. 요컨대 다 각각 그 실정에 따라 편안하게 할 것이지 억지로 같게 해서는 안 될 것이다.

　우리 동방 겨레의 예악과 문장이 중국 문화와 비길 만하나 다만 문자가 없어 한자를 받아 쓰고 있는데 글을 배우는 이들은 한자의 뜻을 깨치기 어려움을 근심하고 또한 옥사를 다스리는 이는 그 곡절을 통하기가 어려움이 있다. 옛날, 신라의 설총이 이두를 처음으로 만들어 관부와 민간에서 지금까지 쓰고 있으나 모두 한자를 빌어 쓰므로 어떤 것은 걸리기도 하고 어떤 것은 막히기도 한다. 비단 비루하고 근거가 없을 뿐만 아니라 말을 적는 데 있어서는 능히 그 만의 하나도 잘 통하지 못한다.

계해년 겨울에 우리 전하께서 정음 스물여덟 글자를 창제하시고 간략하게 보기와 뜻을 들어 보이셨다. 그리고 이름을 '훈민정음'이라 하시니 모양을 본떴으되 글자는 옛 전자를 닮았고 소리를 따랐으되 음은 일곱 가락에 들어맞았다. 삼극의 뜻과 이기의 묘가 다 포함되지 않은 것이 없다. 스물여덟 자로써 바꿈이 무궁하고 간단하고도 요령이 있으니 정밀하고 잘 통한다. 그러므로 슬기로운 이는 하루 아침을 마치기 전에 깨칠 것이요, 어리석은 이라도 열흘이면 배울 수 있을 것이다. 이로써 한문 글을 해석하면 그 뜻을 알 수 있고 이로써 송사를 들으면 그 속사정을 알 수 있다. 글자의 소리로는 청탁을 잘 가를 수 있고 풍악의 풍류와 노래로는 곡조 율려에 잘 맞는다. 쓰는 데마다 갖추지 않음이 없으며 이르러 통하지 않은 것이 없다. 비록 바람 소리와 학의 울음소리와 닭의 울음소리와 개 짖는 소리라도 모두 적을 수 있다.

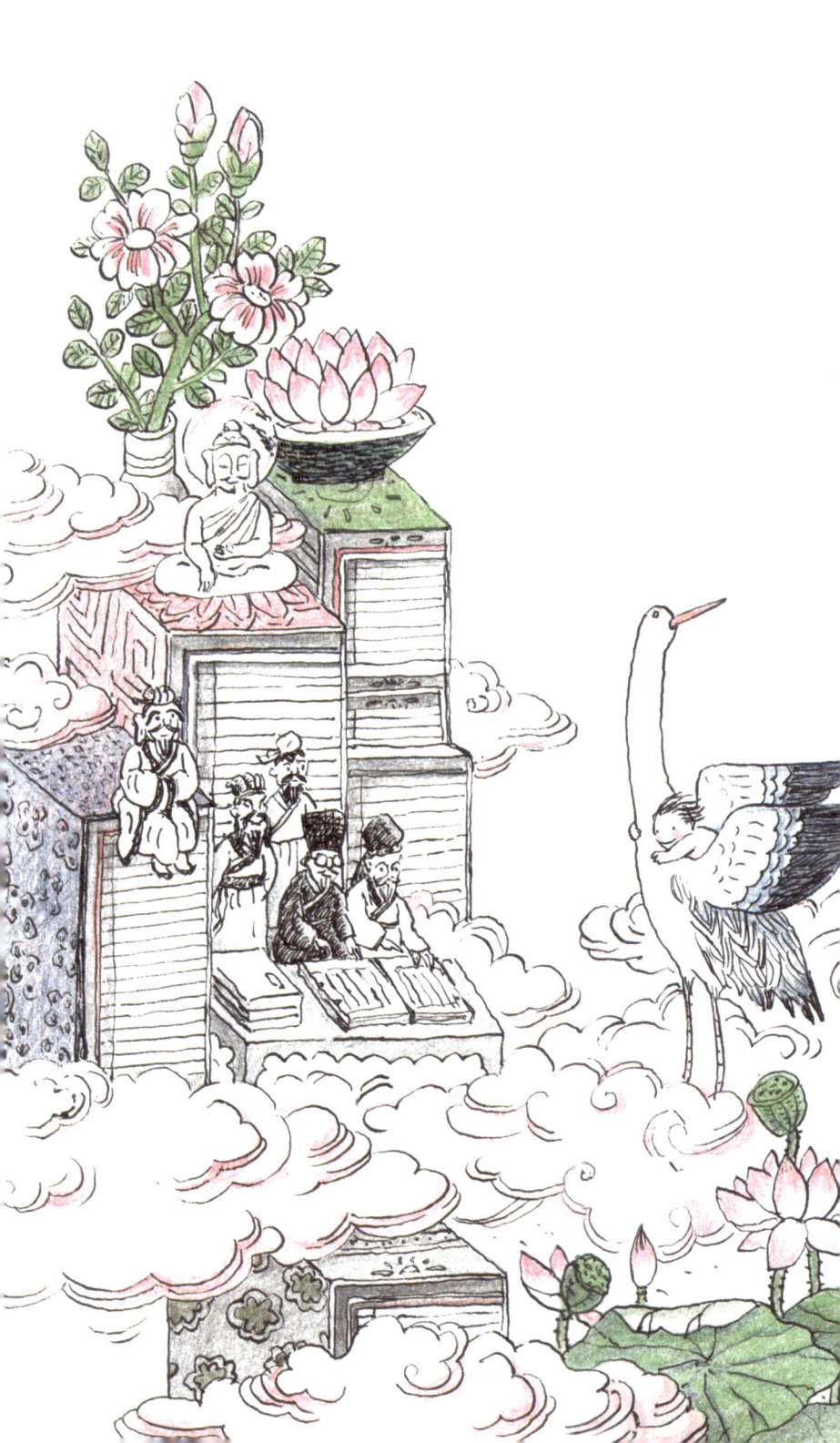

사람다운 사람이 되거라

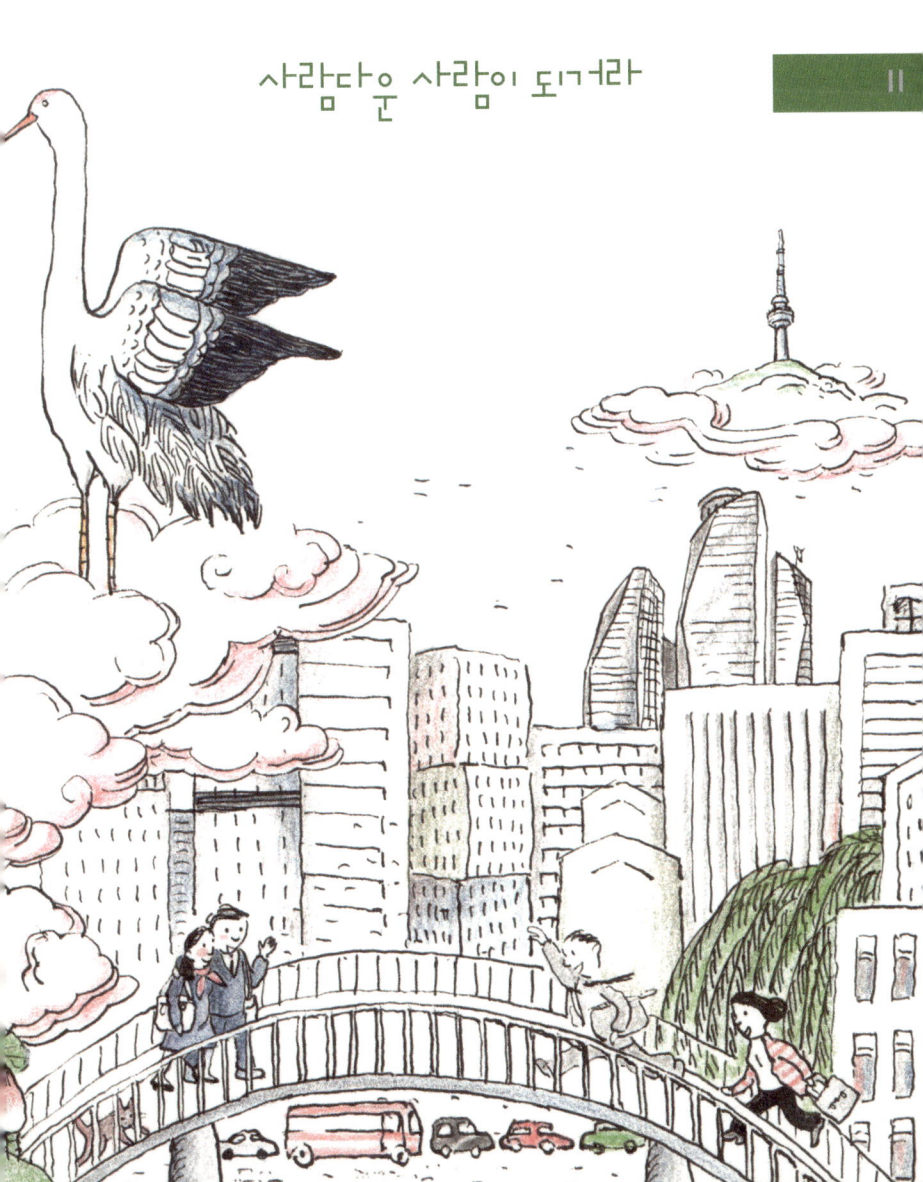

따뜻하고 예의 바른 사람이 되거라

따뜻하고 예의 바른 사람이 되거라.

아이들을 일깨우는 재미있는 이야기
율곡 이이의 『격몽요결』

사랑하는 이기야.

율곡 이이는 1536년 강릉 오죽헌에서 신사임당의 셋째 아들로 태어났지. 효성이 깊고 매우 총명하셨다. 『격몽요결』은 율곡께서 자라나는 아이들에게 학문의 중요성을 말해 주기 위해 지은 책이란다. 사람이 책을 만들고 책은 사람을 만든다고 옛 선인들은 말씀하셨다. 엄마 아빠는 늘 책을 가까이 하는 네가 되길 바란다.

처음 학문을 하는 사람은 뜻을 세워 반드시 성인이 될 것을 마음에 지녀야 한다. 자기 자신을 하찮게 여기거나 이런 저런 핑계거리를 만들지 말고 성인군자가 되는 학문에 전념해야 한다. 사람의 성품은 본래 착한 것이다. 옛날이나 지금이나 지혜로움과 어리석음에는 별반 차이가 없다. 그런데 어째서 성인은 홀로 성인이 되고, 나는 홀로 어째서 보통 사람이 되는 것인가? 이는 모두가 진실로 내 뜻에 달려있다. 내 뜻이 확고하지 못하고, 아는 것이 명확하지 않으며, 행실에 독실함이 없는 데서 생기는 일이다. 뜻을 바르게 세우고, 아는 것을 분명하게 하고, 진실하게 행동하는 것은 모두가 나에게 달려 있는 것이다. 그래서 성인이 되고 또한 되지 못하는 것은 모두가 내 마음에 달린 것이다.

좋은 습관은 좋은 사람을 만든다. 사람의 용모는 못생긴 것을 바꾸어 예쁘게 할 수 없다. 육체의 힘은 약한 것을 바꾸어 강하게 할 수 없으며, 신체는 키 작은 것을 바꾸어 크게 할 수 없다. 이것은 이미 정해진 분수라 고칠 수 없다. 그러나 오직 마음과 뜻은 어리석은 것을 바꾸어 지혜롭게 할 수 있다. 또한 모자란 것을 바꾸어 어질게 할 수 있으니, 지혜보다 아름다운 것이 없고 어짊보다 귀한 것이 없다. 뜻을 세우는 것이 귀한 이유는 공부를 해나가면서도 오히려 다다르지 못할까 두려워하고 물러서지 않음을 생각하고 또 생각하기 때문이다. 사람이 비록 학문에 뜻을 두었어도 성인에 이르지 못하는 것은 낡은 습관 때문이다. 좋은 습관은 충성과 믿음으로 하면 된다. 일찍 일어나고, 옷은 반듯하게 입고, 꼿꼿이 앉으며, 말과 대답은 신중하게 하고, 작은 일도 하찮게 여겨 가볍게 해서는 안 된다.

몸과 마음을 가다듬는 데는 아홉 가지 자세와 아홉 가지 생각이 있다. 걸음걸이는 무겁게 하고, 손은 공손하며, 눈은 단정하고, 말보다는 행동이 있어야 하고, 목소리는 맑고 뚜렷하며, 머리는 곧게 세우고, 숨을 고르게 쉬고, 얼굴은 태만함이 없어야 함이 아홉 가지 올바른 태도이다.

또한 아홉 가지 생각을 잘 갖춰야 한다. 모든 일에 분명한가 생각하고, 듣는 것에 막힘이 없고, 안색은 온화하고, 용모는 공손하고, 말은 진실되고, 일은 경건하게 처리하고, 질문이 생기면 물어봐야 하고, 화는 누구려 후환이 생기지 않게 하고, 이득을 보면 오히려 의로움을 생각해야 한다. 이렇게 몸과 마음에 아홉 가지 경계를 두고 학문에 전념하면 자기를 이기고 일상생활에서 공부가 저절로 이뤄진다.

효도는 행복의 근원이다. 대체로 부모에게 효도해야 한다는 것을 알지 못하는 사람은 없지만 효도를 실천하는 사람은 실로 드물다.『시경』에 "아버지 날 낳으시고, 어머니 날 길러 주셨네. 깊은 은혜를 갚고자 하나 넓은 하늘처럼 끝이 없구나. 애달프고 애달프다. 나를 낳아 기르시고 보살피느라 늙으셨구나." 하였다. 세월이란 흐르는 물과 같아 부모를 섬길 수 있는 시간도 그리 많지 않다. 형제자매는 부모가 남겨주신 몸을 함께 받아서 나와 한 몸이다. 형이 굶주리는데 아우가 배부르거나, 동생이 추운데 언니가 따뜻하다면 이것은 마치 한 몸뚱이 안에 있는 팔과 다리 중에 어느 쪽은 병들고 다른 쪽은 튼튼한 것과 같다. 몸과 마음이 어찌 한 쪽만 편안함을 얻을 수 있겠는가?

자신의 행동을 돌아보는 사람은 아름답다. 다른 사람이 나를 헐뜯는다면 반드시 나를 돌이켜 스스로 살펴야 한다. 나에게 스스로 잘못된 행동이 있으면 마음 속으로 뉘우치고 허물을 고쳐야 한다. 옛날에 어떤 사람이 남에게 비방을 듣지 않는 방법을 묻자, 문중자는 "자기 몸을 스스로 닦는 것이 제일이다."라고 말하였다. 너무 간단하여 다시 재차 한 마디 해달라고 하니 "변명하지 않는 것이다." 했다. 사람을 대할 때는 늘 온화하고 상대를 존중해야 한다. 친구는 반드시 학문을 좋아하고 선한 일을 좋아하는 친구를 사귀어야 한다. 또한 바르고 정직한 친구를 사귀어야 하나 말에 신의가 없는 친구는 멀리 하는 것이 좋다. 소리가 같은 사람은 서로 호응하기 마련이고, 기운이 같으면 서로 찾기 마련이다. 만일 내가 학문에 뜻을 두면 반드시 학문하는 친구를 찾게 될 것이고, 학문하는 친구도 나를 찾게 될 것이다.

따뜻하고 예의 바른 사람이 되거라

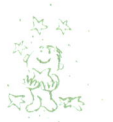

진자리 마른자리 갈아 뉜 부모의 열 가지 은혜

『부모은중경』

소중한 우리 아가야.

『부모은중경』은 부처님께서 아난과 사부대중에게 부모의 은혜에 대해 설한 경전이란다. 10달 동안 배 안에 품어 낳아주시고 평생 사랑하는 마음으로 길러주신 은혜로움에 대한 이야기란다. 아가야. 너는 기도와 기도 속에서 이 세상에 나왔단다. 이 세상의 부모는 다 위대하단다. 아가야 늘 어른을 공경하고 효심이 가득한 너를 기도하며 네게 『부모은중경』을 들려준다.

어머니는 아이를 열 달 동안 배 속에 품는다. 어머니가 아이를 잉태한 첫 달은 마치 풀 끝에 맺힌 이슬방울 같고, 두 달이면 우유방울이 엉킨 듯 하다. 석 달이면 아이에게 피가 생기고, 넉 달이면 아이가 사람 형상을 찾아간다. 다섯 달이면 두 팔과 두 다리 그리고 머리가 생기고, 여섯 달이 되면 눈과 코와 귀와 입 그리고 몸과 감정이 생긴다. 일곱 달이 되면 360개의 뼈가 생기고, 여덟 달이면 의식과 지혜가 생긴다. 아홉 달이 되면 아이가 어머니의 배 속에서 오곡의 맛을 음미하고 마지막 열 달이 되면 세상에 태어나게 된다.

어머니에게는 열 가지 은혜로움이 있다.

첫 번째는 아이를 몸에 배어 수호해준 은혜다. 여러 겁의 인연으로 배 속에 자식을 품었으니 몸은 무겁기가 큰 산과 같고 몸가짐은 조심스럽기만 하다. 예쁜 옷은 입을 수 없고 화장하던 거울에는 먼지만 쌓여 간다.

두 번째는 출산의 고통을 이겨낸 은혜다. 출산의 두려움은 다 표현하기가 어렵고 노심초사 걱정은 쉴 겨를이 없다. 정신이 혼미하여 생사를 오가니 흐르는 눈물은 옷깃을

적신다.

　세 번째는 자식을 낳고 근심을 잊으신 은혜로움이다. 어머니가 자식을 낳던 날 오장육부와 뼈마디가 갈라지고 흩어지니 몸과 마음 모두 놀라 혼미하였다. 그러나 아이가 건강하다는 그 말 듣고서 기쁨이 넘치니 잠시 기쁨이 지나면 출산의 괴로움이 마음 속에 사무쳐 온다.

　네 번째 쓴 것은 삼키고 단 것은 뱉어 먹여주신 은혜다. 부모님의 은혜는 깊고 무거우니 자식을 사랑하고 아끼는 마음은 잊을 때가 없다. 자식을 사랑하는 마음으로 단 것은 자식을 먹이고 쓴 음식은 당신이 삼키신다. 자식이 배부르면 굶주려도 당신의 굶주림을 모르신다.

　다섯 번째는 마른자리 뉘이고 어머니는 진자리에 누우신 은혜다. 어머니는 두 젖으로 굶주림과 목마름을 채워주고 소맷자락으로 찬바람을 막아주신다. 어머니는 진자리에 누우시고 자식은 마른자리 갈아서 뉘시니 다만 자식의 평온함을 구할 뿐 자신의 편안함을 구하지 않으셨다.

　여섯 번째는 젖을 먹여 길러주신 은혜다. 하늘은 덮어주는 은혜고 땅은 길러주는 은공이니 부모의 마음이 그러하다. 당신이 배로 친히 낳은 자식이기에 종일토록 아끼고 보살핀다.

　일곱 번째는 더러움을 씻어주신 은혜다. 옛날에 그 아름답던 그 얼굴 그 자태는 어디 가고 이제는 갈라진 눈썹에

흰 머리 늘어난다. 은혜가 깊을수록 옥 같은 얼굴 여위시고 빨래와 청소에 손길은 거치시니 아들 딸 사랑하느라 고운 얼굴 저리도 변하셨구나.

여덟 번째 자식이 멀리 가면 걱정하시는 은혜다. 자식이 집 떠나 멀리 가면 어머니의 마음 또한 타향에 가 있네. 낮이나 밤이나 자식 생각하는 마음 천길 물길보다 깊으니 어미 원숭이의 울음처럼 자식 생각에 애닯다.

아홉 번째는 자식 위해 모진 일도 마다하지 않은 은혜다. 강물처럼 산처럼 소중한 부모 은혜 실로 갚기 어렵구나. 자식의 괴로움 대신 받길 원하시고 자식이 수고로우면 마음이 편치 않으시네. 아들 딸은 잠깐 괴로워해도 어머니의 마음은 오래도록 쓰리고 아프다.

열 번째는 끝까지 자식을 사랑한 은혜다. 부모님은 나이 들어 백 살이 넘어도 팔십 된 자식을 항상 걱정하신다. 부모의 간절한 사랑이 언제 그치겠는가. 이 목숨 다하여도 떠나지 않은 것이 부모의 사랑이다. 부모의 사랑은 항상 자식 곁에 있다.

따뜻하고 예의 바른 사람이 되거라

예의 바른 아이로 키우는 작은 지혜
올바른 마음 『소학』

사랑하는 아가야.

옛날 선조들은 여덟 살이 되면 처음으로 글을 배웠다. 그때 첫 책으로 『소학』을 본단다. 1185년 송나라 유자징이 집필한 책으로 선행과 공부, 효도와 예절을 소상히 아이들에게 설명한단다. 엄마 아빠는 네가 늘 어른을 공경하고 예의 바른 사람이 됐으면 좋겠다. 재주가 많은 사람보다는 늘 사랑 받고 사랑을 나누는 우리 아가가 되길 바라며 『소학』을 들려준다.

공자가 증자에게 말하기를 "신체발부는 부모에게서 받은 것이니 그 몸을 다치게 하거나 함부로 하지 않지 않는 것이 효도의 시작"이라 했다. 내 몸을 공경하지 않는 것은 부모를 공경하지 않는 것이며, 내 몸을 상하게 하는 것이 부모의 몸이 상하는 것과 같다. 근본이 상하면 가지도 상하게 된다. 자신의 몸을 잘 돌봐야 부모가 근심이 없다. 또한 훌륭한 인격을 갖추고 세상에 좋은 이름을 떨쳐야 한다. 후세가 기억할 만한 업적으로 훌륭한 이름을 남기면 그것이 부모에게 하는 효도의 끝이다. 부모를 사랑하는 사람은 남을 미워하지 않고, 부모를 공경하는 사람은 남을 업신여기지 않는다. 효자는 부모에게 얼굴을 붉히고 화냄을 후회하니, 효자는 부모 섬기는 날짜를 아낀다. 어른이 물으면 말이 끝난 뒤에 대답하고 질문에는 자세하게 설명해야 한다. 내가 나이가 많다고 어린 사람의 의사를 무시해서 안되며, 자신의 위치가 높다고 상대의 의견을 무시하면 안 된다. 유익한 벗이 셋이고 해로운 벗이 셋이다. 정직한 사람, 성실한 사람, 학식이 넓은 사람이 좋은 벗이고 허세가 많은 사람, 정직하지 못한 사람, 말에 실천이 없는 사람은 해로운 벗이다.

옛날에 맹자의 어머니는 세 번 이사를 했다. 처음 살 던 곳은 무덤에 가까웠다. 맹자가 어려서 놀이를 하는데 매번 묘를 쓰고 장사 지내는 놀이를 했다. 맹자의 어머니는 그 곳이 자식을 키울 곳이 못 된다 생각하고 시장으로 이사를 했다. 시장으로 이사를 하니 이번에는 맹자가 상인들처럼 물건을 사고 파는 놀이를 했다. 이것을 본 맹모는 이곳도 자식을 키우기에 마땅치 않다 생각하고 다시 좋은 학교가 있는 곳으로 이사를 했다. 그러자 아들이 글을 읽는 놀이를 하고 예를 갖추어 인사하고 제당에 나아가는 놀이를 하였다. 맹모는 그 모습을 보고 "여기는 자식을 키울 만한 좋은 곳이다." 하고 그 곳에 정착하여 맹자를 키웠다.

『논어』에 말하기를 "자리가 바르지 않으면 앉지 않는다." 했다. 사람은 다 자신의 자리가 있으니 자기의 자리인가 아닌가를 보고 자신의 거처를 정해야 한다. 작은 것에서 시작하면 되니 생활에서 앉고 서는 자리도 잘 살펴 하면 몸이 올바르게 된다. 모든 일은 힘써 실천을 목표로 해야 한다. 그래서 오늘 한 가지 어려운 일을 행하고 내일 한 가지 어려운 일을 행하면 마침내 귀한 자리가 주어진다. 견고하게 쌓아야 높이 오를 수 있다. 오늘 배운 학문을 깊게 음미하고 자신의 것으로 만들어 힘들어도 하루하루 몸으로 실천하면 마침내 그 운명이 귀하게 된다.

    동서고금의 공부는 마음을 찾는 일이다. 명도 선생께서 "성현의 천 마디 말씀과 만 마디 말씀은 다만 사람들이 이미 놓아버린 올바른 마음을 거두어 자신의 몸으로 돌아오게 하고자 함이다. 아래로는 가르치고 배우며, 위로는 소통하고 깨닫게 됨이 모두 잃어 버린 마음을 찾는 일에서 시작한다."고 하셨다.

늘 사랑받는 사람이 되거라

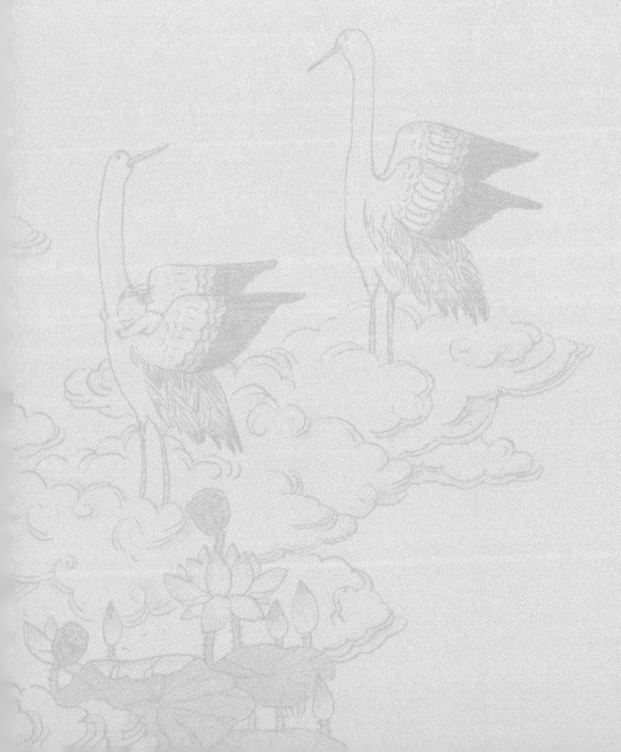

늘 사랑받는 사람이 되거라

사람다움에 대한 생각과 실천
공자의 『논어』

사랑하는 아가야.

『논어』는 공자님의 말씀이란다. 어질게 사는 방법에 대해 큰 가르침을 주신 인류의 스승이란다. 공자님은 어려운 삶 속에서도 뜻을 굽히지 않고 사람이 살아갈 바른 도리를 실천하셨단다. 아는 것보다 중요한 것은 실천이란다. 꾸준히 묵묵히 자신의 길을 걷는 멋진 사람이 되려무나. 삶이 주는 수많은 도전 속에서 너는 당당히 운명의 주인공이 될 거야. 엄마 아빠는 언제나 너를 응원한단다. 인류의 큰 스승, 공자님의 말씀을 한번 들어보렴.

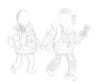

　배운 것을 몸으로 익혀 실천하는 것은 공부하는 즐거움이다. 먼 곳의 벗이 반갑게 찾아 오는 것은 좋은 친구를 둔 즐거움이고, 남이 알아주지 않아도 묵묵히 일하는 것은 스스로의 즐거움이다. 사람에게 중요한 것은 위로는 공경하고 아래로는 자애롭게 감싸는 것이니, 집에서는 효도에 힘쓰고 밖에서는 늘 성실해야 한다. 효도란 부모의 말을 잘 따르는 것이고, 들어오고 나갈 때 인사를 잘하는 것이며, 멀리 갈 때는 어디로 가는지 먼저 말씀 드리는 것이 효이다. 자애란 손아랫사람의 불편함을 살펴주고, 바른 길로 가도록 도와주는 것이다. 범범하게 정갈하게 살아가야 하고 늘 사람다운 사람과 사귀어야 한다. 좋은 친구를 사귀는 것이 좋은 인생을 사는 법이다. 어디서나 배우는 즐거움으로 열심히 공부하되, 사람됨됨이가 먼저고 공부가 나중이다. 먼저 사람 사는 도리를 지켜야 귀한 사람이 되고 오래도록 행복할 수 있다.

　비록 처지가 가난할지라도 그 안에서 즐거움을 찾으면 행복할 것이다. 시절은 오고 가는 것이니 가난함을 부끄러워 말라. 가난함을 이기고 부유하고 넉넉하게 되어도 거만하지 말고 늘 예를 갖춰 사람을 대하라. 예식은 사치스러운 것보다는 검소한 것이 좋고, 제사는 거창함 보다는 마음에 진심을 담아야 한다. 형식보다 중요한 것이 그 안에 담겨있는 진실된 마음이다. 사람의 본색은 어려울 때 드러난다. 어려울 때 변하지 않는 사람이 좋은 사람이다. 그러므로 겨울이 깊어진 후에야 소나무의 푸르름을 알 수 있다.

세상에는 꼭 해야 할 것도 없고, 고집하여 하지 말아야 할 일도 없다. 시의적절하게 만사를 이루는 것이 좋다. 되지 않는 것을 억지로 하려 하지 말고, 안 해도 이미 좋은데 무리하여 일을 만들거나 바꾸지 말라. 아름다운 사람은 덕을 베풀며 사는 사람이다. 주위 사람에게 베풀며 사는 사람은 사람이 늘 따른다. 그래서 덕이 있는 사람은 외롭지 않다.

아는 것을 안다고 하고 모르는 것을 모른다고 말하라. 그것이 진짜 아는 것이다. 진실된 사람은 화합하는 것에 힘쓰지만 모든 것에 찬성표를 던지지는 않는다. 그러나 거짓된 사람은 앞에서는 모든 일에 찬성하지만 뒤로는 마음 속에 꿍한 반대가 숨어 있다. 겉과 속이 한결같은 사람이 진짜 좋은 사람이다. 늘 속이 단단하고, 말은 담담하며, 행동은 소박하게 하는 것이 좋다. 자신의 위치에서 본분을 다하라. 자신의 일도 제대로 못하면서 다른 일에 참견하는 것은 좋지 않다. 자신의 잘못은 뉘우치고 뉘우쳐도 남의 허물은 편히 용서하고 가볍게 지나가라. 그래야 원망이 따르질 않는다. 평생에 실천할 일을 하나만 당부한다면 '내가 당하기 싫은 일은 남에게도 하지 말라'.

공자는 열다섯에 학문에 뜻을 두었다. 서른에 인생의 목표를 세웠으며, 마흔에는 의심 없이 하는 일에 신념을 다했다. 오십에는 하늘의 뜻을 비로소 깨달았으며, 육십에는 귀에 거슬리는 말이 없었다. 칠십에는 마음에 있는 것을 그대로 하여도 법과 예절에 어긋남이 없었으니 몸과 마음이 하나로 일이관지하여 살아가셨다.

늘 사랑받는 사람이 되거라

사랑하는 딸과 아들에게 보내는 편지
다산 정양용의 『여유당전서』

소중한 우리 아가야.

『여유당전서』는 다산 정약용의 문집이란다. 154권 76책으로 조선 실학을 집대성한 분이 다산이란다. 철학, 성리학, 법학, 지리, 음악, 과학 등 다방면에 걸쳐 위대한 업적을 이루신 분이지. 수원 화성을 지을 때 거중기를 발명하셨고, 강진에서 18년 유배생활을 하시면서도 초의선사와 차를 즐기셨다. 멀리 가족들과 떨어져 계셨지만 많은 편지로 가족들을 사랑하셨다.

새해 첫날 아들에게

　새해가 밝았구나. 군자는 새해를 맞으면 반드시 그 마음과 행실을 또한 새롭게 해야 한다. 나는 젊었을 때 새해를 맞으면 미리 일 년의 공부목표를 정하곤 했다. 내가 너희에게 권하는 것은 부지런한 공부와 독서다. 무릇 독서란 매번 한 글자라도 뜻이 분명치 않은 곳과 만나면 널리 고증하여 그 자세한 근원을 따져 물어야 한다. 스스로 설명하고 글로 짓는 일을 날마다의 일과로 삼아라. 사람은 늘 자신의 일에 부지런해야 한다. 오늘 할 수 있는 일을 내일로 미루지 않는 것이 부지런함이다. 아침 나절에 할 수 있는 일도 저녁까지 늦추지 마라.

　공부는 늘 거처를 바르게 하는 것부터 시작해라. 거처는 사치가 없이 검소하되 도배는 순창에서 나오는 설화지로 도배하고, 문설주에는 엷은 먹으로 그린 산수화를 붙여두거라. 방안 서가에는 천 권의 책을 꽂아 두고 책상에는 『논어』한 권을 펴두어라. 책상에는 맑은 향을 놓아 두고 서가의 마당에는 석류나 치자, 백목련, 국화를 계절마다 볼 수 있게 해라. 마당에는 작은 못을 파고 연꽃을 심고 붕어를 길러라. 주위에 아름다운 산수가 있어야 호방한 마음을 가질 수 있다.

무릇 몸을 정갈하게 하고, 말을 바르게 하고, 얼굴을 바르게 하는 것은 학문의 시작이다. 이 세 가지에 힘을 쏟지 않고 등한시 한다면 비록 하늘에 통하는 재주와 남보다 뛰어난 식견을 지녔더라도 끝내 큰 성과가 없다. 일찍이 선현들의 글을 보면 마음에 병이 있다고 말하는 바가 많다. 처음에는 무슨 말인지 몰랐으나 지금에 보면 실로 옳은 말이다.

너희가 국화를 심었다고 들었다. 국화 한 두둑이면 가난한 선비의 몇 달치 양식을 지탱할 수 있다. 꽃을 보는 즐거움 이상이다. 생지황, 반하, 도라지, 천궁과 쪽풀 따위에도 마음을 쏟아야 한다. 채마밭을 정돈할 때는 모름지기 아주 평평하고 반듯반듯하게 해야 한다. 흙손질도 몹시 곱고 깊게 하여 가루처럼 부드러워야 한다. 씨를 뿌리는 것은 아주 고르게 하지 않으면 안 되고, 모종은 널찍하게 심어야 한다. 이렇게 하면 된다.

사람의 문장과 학문은 초목에 꽃이 피는 것과 같구나. 나무 심는 사람은 처음에 그 뿌리를 북돋워야 한다. 그런 다음 정성을 다해 줄기를 안정시키고 키워야 꽃이 스스로 피어난다. 경전을 읽고 예법을 따르는 일도 이와 같이 정성을 다해야지만 어느 날 그 경지에 다다를 수 있다. 세상의 학자들은 혹 한 글자 한 구절을 남에게 지적당하면 속으로는 그 잘못을 알아도 그럴싸하게 꾸며 굽히려 하지 않는다. 심할 경우, 오히려 얼굴이 붉어지고 해코지 하고자 맘에 앙심을 품기도 한다. 어찌 문자만 그렇겠는가. 무릇 의논하고 교류하는 사이라도 이 같은 근심이 있다. 무슨 일에서든 진실로 잘못을 깨달았으면 마땅히 그 자리에서 생각을 바꾸고 선함을 좇아야 한다. 그래야 옹졸한 사람이 되지 않는다.

대저 사람들의 성품은 누구나 묵은 것을 싫어하고 새것을 좋아한다. 산딸기와 귤을 바꿔 먹으면 군침이 돌고, 검푸른 빛과 붉은 색을 바꿔 보면 눈이 환해진다. 연나라 노래가 비록 좋아도 자주 부르면 하품과 기지개가 난다. 그런 까닭에 『시경』, 『서경』, 『주역』, 『예기』와 『국어』, 『한서』, 『사기』, 『논어』, 『맹자』의 올바름을 읽고 『장자』, 『이소』의 자유롭고 기이함을 매달 바꿔 읽고 철마다 섞어 읽어 봄에 마치면 가을에 다시 시작한다. 이는 마치 산은 첩첩하고, 물은 잇달으며, 버들 그늘은 어둡고, 꽃은 환한 것과 같다. 근원을 찾는 자가 힘든 줄을 모르고, 높은 데로 오르는 자가 피곤한 줄을 모른다. 그러니 어찌 글 읽는 즐거움에 빠지지 않겠느냐?

노자께서 말씀하시길 "겨울에 시내를 건너는 것처럼 신중하고, 세상이 나를 엿보는 것을 늘 두려워하고 경계하라." 하셨다. 그것을 늘 되새기고자 여유당을 짓는다.

시집가는 딸에게

훨훨 나는 저 새야
우리 뜰 매화나무에서 쉬려무나

아름다운 꽃향기 사방에 진동하니
은혜로운 일들이 반갑게 찾는구나

사랑에 머물고 감사에 깃들어
가정을 이루고 행복하거라

가지마다 매화꽃 활짝 피니
계절마다 그 열매 또한 많구나

더불어 사는 세상을 위한 노래
박애주의자 『묵자』

사랑하는 아가야.

묵자는 동양의 현명한 철학 실천가였다. 함께 더불어 사는 세상을 꿈꿨어. 아가야 엄마 아빠는 네가 사랑이 가득한 사람이 됐으면 해. 남을 먼저 배려하고 약자를 먼저 보살피는 멋진 사람이 되거라. 따뜻한 너를 기대하며 『묵자』를 들려준다.

하늘은 온 천하를 두루 사랑하기에 만물을 서로 길러 이롭게 합니다. 그래서 하늘의 뜻을 따르는 것이 올바른 정치입니다. 큰 나라가 작은 나라를 공격하지 않고, 강한 자가 약한 자를 괴롭히지 않는 것이 하늘이 원하는 것입니다. 귀한 사람이 천한 사람을 업신여기지 않고, 꾀 많은 사람이 순박한 사람을 속이지 않는 것이 하늘이 원하는 것입니다. 하늘은 어둠 속에도 눈과 귀를 두어 옳고 그름에 상과 벌을 내립니다.

먼 길 떠나려 할 때 가족을 부탁해야 한다면 어떤 친구에게 부탁하겠습니까? 자신의 가족만을 아끼는 친구에게 부탁할 건가요? 아니면 다른 사람의 가족도 내 가족처럼 아끼고 사랑하는 친구에게 부탁할 건가요? 내 이익을 위해 남을 헤치고, 내 나라의 부강을 위해 남의 나라를 침략한다면 그것은 하늘의 뜻이 아닙니다. 차별 없는 사랑이 우리가 찾아갈 세상입니다. 차별 없이 서로가 서로를 사랑하고 돕다 보면 큰 이익이 생깁니다. 사랑은 편리와 이익을 낳습니다. 우리가 풍요로운 세상에서 더욱 편안하게 살아가는 것은 모두 사랑의 자연스러운 이치입니다.

소망과 믿음이 운명을 만듭니다. 사람은 이루고자 하는 소망이 없으면 지혜가 늘어나지 않습니다. 사람은 믿음이 없으면 행동에 주저함이 생깁니다. 그래서 소망과 믿음은 함께 움직입니다. 세상에는 부자 될 운명이 따로 있고 장수할 운명이 따로 정해진 것이 아닙니다. 만약 운명이라는 것이 정해져 있다면 우리는 노력하지 않을 것입니다. 세상의 모든 일은 정의로움에 귀결합니다. 올바른 정의가 세상에서 가장 귀합니다. 권선징악이라 했습니다. 선을 행하고 악을 물리쳐야 운명이 열립니다. 정의롭게 행동하다 보면 좋은 운명으로 거듭나게 됩니다.

욕심 많고 어리석은 사람이 남을 탓하고 운명을 탓합니다. 『서경』「태서」에 "아, 공경하라! 하늘이 내리는 운명은 없다. 운명은 하늘이 내리는 게 아니라 스스로 만드는 것이다!" 했습니다. 사람의 노력에는 늘 결실이 있습니다. 농부는 씨를 뿌리고 경작하는 일을 게을리 하지 않아야 열매가 있습니다. 노력한 만큼 이루는 것이 세상의 올바른 이법입니다. 노력하면 무엇이든 이룰 수 있습니다.

네가 원하는 삶을 살거라

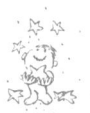

내 안에 우주의 중심이 있다
조화로운 세상 『중용』

사랑하는 아가야.

『중용』은 치우치지 않는 삶, 성실한 성인군자의 삶에 대해 이야기해 준단다. 사람은 중심을 잡는 일이 참으로 어렵단다. 입장과 이해타산에 따라 한 쪽으로 치우치기 쉽지. 중심을 잡는 사람은 늘 조화롭단다. 엄마 아빠는 네가 늘 조화로운 사람이 됐으면 해. 아가야 마음에 중심을 잡고 집중해야 할 때 『중용』을 한 번 들어보렴.

자신의 본성을 잘 발현하는 것이 하늘이 준 운명을 따르는 것입니다. 본성을 따라 꾸밈없이 사는 것이 참된 인생의 길을 걷는 것입니다. 참된 인생의 길을 열어주는 것은 올바른 가르침입니다. 바른 가르침은 우리의 본성과 하늘을 하나로 만나게 합니다. 하늘과 사람은 본래 둘이 아닙니다. 참된 인생의 여정은 잠시도 하늘의 마음을 떠날 수 없는 것이니, 떠날 수 있으면 영원한 길이 아닙니다. 이렇기 때문에 군자는 그 보이지 않는 바에도 두려워하고 작은 일에도 섬세합니다. 세상 일이란 어두운 곳보다 잘 드러나는 것이 없으며 작은 일보다 잘 나타나는 것이 없습니다. 군자는 그 혼자인 곳을 삼가합니다.

　군자의 도는 그 단서가 부부에서 이루어집니다. 도의 실천은 천지자연의 조화로움이니 부부는 인류의 시작입니다. 부부는 서로 공경하고 사랑해야 합니다. 집안에서의 조화가 밖으로 이어집니다. 군자는 본래 자신이 처하고 있는 위치에 따라 행하고 그 밖의 것을 원하지 않습니다. 본래 부귀했으면 부귀한대로 행하고, 본래 빈천했으면 빈천한대로 행합니다. 본래 손님이었으면 손님의 자리에서 행하고, 본래 환난에 처했으면 환난으로 행하는 것이 군자입니다. 그래서 군자는 거처하는 곳마다 스스로 만족하고 다른 불평이 없습니다.

활쏘기는 군자와 비슷한 점이 있습니다. 정곡을 맞추지 못하면 돌이켜 자신의 몸에서 그 원인을 찾습니다. 남을 비방하거나 원망하지 않습니다. 모든 일에 예비하면 완성을 이루고 예비하지 않으면 실패가 됩니다. 성실함이 하늘의 본 모습이니 성실한 사람은 애쓰지 않아도 일을 이룹니다. 생각하지 않아도 자연스럽게 이치에 맞습니다. 넓게 배우고 자세히 물어야 합니다. 신중히 생각하고 밝게 분별해야 합니다. 그리고 독실하게 행동으로 옮겨야 그 성품을 다 발휘할 수 있습니다.

오직 지극히 성실한 사람이라야 천하의 큰 상도를 경륜힐 수 있습니다. 성실함은 모든 일에 정성을 다하는 것입니다. 성실함은 세상에 큰 근본이라 그 무엇에도 의지하지 않고 우뚝 섭니다. 홀로 우뚝하니 군자의 도는 어두운 듯 하나 날로 빛나 세상을 비춥니다. 반면 소인의 도는 선명한 듯하나 날로 없어져 어둠 속에 갇힙니다. 군자의 도는 담박합니다. 간략하고 문채가 납니다. 온후하고 조리가 있습니다. 군자는 먼 것이 가까운 곳에서 비롯됨을 알며, 일이 일어나는 본처를 압니다. 세상에 모든 미미하고 작은 것들이 결국 여실히 드러남을 알면 군자의 덕에 들어갈 수 있습니다.

네가 원하는 삶을 살거라

나를 찾아가는 바른 길
팔정도 『아함경』

소중한 우리 아가야.

『아함경』은 석가모니 부처님의 근본 사상을 담은 초기불교 경전이란다. 문답과 대화를 통해 부처님의 깨달음을 설명한 책이지. 석가세존께서는 지혜를 통해 고통에서 벗어나야 한다고 말씀하셨단다. 엄마 아빠는 네가 지혜로운 사람이 됐으면 좋겠다. 집착과 욕심보다는 지혜와 관조 속에서 삶을 돌아보는 사람이 됐으면 좋겠구나. 언제나 깨어 있는 영혼이 되길 바라는 마음으로 네게 전한다.

세존께서 말씀하셨다. 세상의 모든 것은 어느 것 하나 고정되어 영원불변한 것이 없다. 어제의 생각과 느낌은 오늘과 다르고 오늘 보고 듣고 느끼는 생각들은 또 내일이면 변한다. 내가 듣고, 보고, 냄새 맡고, 피부로 느끼는 모든 것은 시시각각 새로우니, 고정불변한 인식이란 세상에 없다. 이것이 나라고 집착하고, 이것이 내 것이라 소유하는 순간부터 삶의 고통은 시작한다. 이러한 고통에서 벗어나고자 수행자가 걸어갈 여덟 가지 바른 길을 팔정도라 한다.

첫 번째는 정견이니 올바른 눈을 가져야 한다. 올바른 견해를 가져야 옳고 그름을 바로 보고 좋은 선택을 할 수 있다.

두 번째는 정사유이니 올바른 생각이다. 건전하고 진실된 생각을 거듭해야 행동 또한 진실하다. 진실된 행동이 쌓여 좋은 인연이 만들어진다.

세 번째는 정어이니 바른 말이다. 좋은 말 바른 말 고운 말로 올바른 길을 열어 가라.

네 번째는 정업이니 바른 직업이다. 직업은 자신이 지나온 업이며 앞으로 열어갈 업이다. 자신이 하고 있는 일이 과거 현재 미래를 관통한다.

다섯 번째는 정명이니 바른 소명이다. 사람은 뜻이 크고 원대해야 큰 사람이 된다. 자신의 소명을 알고 따르는 사람은 행복하다.

여섯 번째는 정정진이니 부지런한 실천이다. 부지런함 속에는 활기가 있다. 흐르는 물은 썩지 않듯이 부지런히 움직이고 실천하는 사람은 병이 없다.

일곱 번째는 정념이니 바르게 깨어 있음이다. 깨어 있는 사람은 지혜가 샘솟는다.

여덟 번째는 정정이니 바른 선정이다. 흔들림 없는 평정 속에서 삼매에 드는 것이니 집중하여 고요한 상태를 늘 유지하면 만사를 올바르게 이룰 수 있다. 바르게 보고, 바르게 생각하고, 바르게 말하고, 바른 일을 하고, 바른 소명을 갖고, 바르게 실천하고, 바르게 깨어 있고, 삼매에 들어 있으면 큰 정각을 이루게 된다.

자기 스스로에게 의지하고 정법에 의지하라. 자신을 의지해 살고 진리를 의지해 수행해야 한다. 세상에서 가장 용감한 사람은 자신을 이긴 사람이다. 인내는 해와 달보다 밝다. 지혜는 계율에 의해 정화되고 반대로 계율은 지혜에 의해 정화된다. 계와 지혜는 동시에 갖춰진다. 분노와 원망으로 다른 사람을 미워하는 것은 자신을 불구덩이에 던지는 것과 같다. 그것은 마치 거센 바람이 불어 오는 쪽으로 횃불을 들고 가는 것과 같다.

※

누가 나를 이유 없이 비난해도 화내지 말라. 그 비난의 화살이 내 것이면 나에게 꽂힐 것이나 내 것이 아니면 우주를 돌다가 화살을 낸 그 사람에게 다시 돌아간다. 만약 남의 악행을 드러내야 한다면 첫째, 들추려는 잘못이 사실인지 재차 확인해야 한다. 둘째, 시기가 적절한지 살피고 셋째, 상대방과 여러 사람에게 이익이 있어야 함을 살펴야 한다. 그리고 넷째, 부드럽고 조리 있게 말하고 다섯째, 사랑하는 마음으로 허물을 들춰야 한다.

※

수행자는 지나침을 피해야 한다. 지나치게 고지식해도 안 되고 지나치게 욕심이 많아도 안 된다. 극단에 떨어지지 않아야 깨달음을 얻을 수 있다. 이것은 거문고 소리를 고르는 일과 같으니 거문고 줄을 너무 당기면 소리가 깨지고 너무 느슨하면 소리가 울리지 않는다. 조율이 맞아야 아름다운 소리가 나니 수행자도 치우침이 없어야 성품이 밝게 드러난다. 너무 느슨하지도 너무 팽팽하지도 않게 중도를 잘 지켜야 아름다운 삶이 된다. 과거를 쫓지 말고 아직 오지 않은 미래를 염려하지 말라. 과거는 이미 지나간 것이고 미래는 아직 오지 않았다. 오직 현재에 충실하고 굳건하게 실천하라.

네가 원하는 삶을 살거라

무소의 뿔처럼 혼자서 가라
깨달음의 길 『법구경』

소중한 우리 아가야.

『법구경』은 부처님의 말씀이란다. 2천 년전 인도의 다르마 트라타가 부처님의 말씀을 모아 엮은 경전이지. 그전에 부처님 말씀은 입에서 입으로 구전됐단다. 구전되어 오던 말씀을 시로 엮은 글이라 아름답고 운치가 있단다. 『법구경』은 삼보에 귀의하여 선을 쌓고 깨달음에 나아가는 길을 제시하고 있어. 엄마 아빠는 네가 진리를 등불 삼아, 너를 주인 삼아 인생을 열어갔으면 한단다. 인생의 모든 순간마다 오직 진리가 너를 자유케 하리라 믿는다.

모든 일은 마음이 근본이다. 마음에서 나와 마음으로 이루어진다. 나쁜 마음을 가지고 말하거나 행동하면 괴로움이 그를 따른다. 수레바퀴가 소의 발자국을 따르듯이 모든 일은 마음이 근본이다. 마음에서 나와 마음으로 이루어진다. 맑고 순수한 마음을 가지고 말하거나 행동하면 즐거움이 그를 따른다. 그림자가 그 주인을 따르듯. 진실을 거짓이라 생각하고 거짓을 진실로 생각하는 사람은 이 잘못된 생각 때문에 끝내 진실에 이를 수 없다. 진실을 진실인 줄 알고 진실 아닌 것을 아닌 줄 알면 이런 사람은 그 바른 생각 때문에 마침내 진실에 이를 수 있다. 아무리 경전을 많이 외울지라도 이를 실천하지 않는 사람은 남의 소만 세고 있는 소몰이꾼일 뿐 참된 수행자의 길을 걸을 수 없다. 경전을 조금밖에 외울 수 없더라도 아는 것을 실천하고 성냄과 어리석음에서 벗어나면 진실로 수행자라 할 수 있다.

마음이 안정되지 않고서는 바른 진리를 깨달을 수 없다. 믿음이 흔들리는 사람에게는 지혜로움이 떠오르지 않는다. 믿음 속에서 진리가 자란다. 남의 허물을 보지 말고 말하지 말라. 남이 했건 말았건 상관하지 말고, 내 자신의 허물과

게으름을 들여다보라. 아무리 사랑스럽고 빛이 고울지라도 향기 없는 꽃이 있다. 실천이 없는 사람의 말은 표현이 그럴싸해도 알맹이가 없다. 사랑스럽고 빛이 아름다우면서 은은한 향기를 내뿜는 꽃이 있듯이 실천이 따르는 사람의 말은 그 메아리가 크게 울린다. 꽃향기는 바람을 거스르지 못한다. 전단향도 타가라향도 재스민향도 마찬가지다. 그러나 인격의 향기가 있는 사람은 그 향기가 바람을 거슬러 널러널리 퍼진다. 길가에 버려진 쓰레기더미 속에서도 연꽃은 향기를 품고 피어 오른다. 깨달은 사람의 향기는 많은 사람들의 생각을 뚫고 피어 오른다.

좋은 스승은 내 허물을 찾아준다. 내 허물을 지적하고 꾸짖어 주는 지혜로운 사람을 만나거든 그를 따르라. 그는 감추어진 보물을 찾아준 은인이다. 그런 사람을 따르면 좋은 일이 있을 뿐 나쁜 일이 생기지 않는다. 물 대는 사람은 물길을 열어 물이 흐르게 하고, 활 만드는 사람은 활을 곧게 만들어 멀리 가게 하고, 목수는 재목을 다듬어 쓸모가 있게 한다. 그리고 지혜로운 사람은 자신을 다듬어 행복을 일궈나 간다.

남을 존중하고 윗사람을 섬기는 사람에게 네 가지 복이 있다. 아름다움과 편안함 그리고 건강과 장수가 이 네 가지 복이다. 비록 백 년을 살지라도 행실이 나쁘고 마음이 어지럽다면, 마음의 고요를 지니고 덕행을 쌓으며 하루를 사는 것만 못하다. 비록 백 년을 살지라도 어리석어 마음이 조급하며 불안하다면, 마음의 지혜와 고요를 얻은 단 하루의 행복에 미치지 못한다. 자기야말로 자신의 주인이다. 어떤 주인이 따로 있겠는가? 자기를 잘 다룰 때 얻기 힘든 진짜 주인을 얻게 된다. 내가 악행을 하면 스스로 더러워지고 내가 선행을 하면 스스로 깨끗해진다. 그러니 깨끗하고 더러움은 내게 달린 것이다. 아무도 나를 대신해 선행을 쌓을 수 없고 나를 대신 깨끗하게 할 수 없다.

사람은 항상 깨어 있고, 밤낮으로 부지런히 배우고, 절대 자유를 추구해야 한다. 그래야 삶의 고통에서 벗어날 수 있다. 부드러운 마음으로 성냄을 이기고, 착한 일로 악함을 이겨내라. 베푸는 일로 인색함을 이기고, 진실로써 거짓을 이기면, 신들이 그 곁에 항상 있다. 은세공이 은에 묻은 때를 벗기듯이, 지혜로운 사람은 차례차례 조금씩 자신의 때를 벗긴다. 쇠에서 생긴 녹이 쇠에서 나서 쇠를 먹어 들어가듯 악행을 일삼게 되면 스스로 그 벌을 면치 못한다. 악의 길은 쉽고 선의 길은 어렵다. 거스르는 연어처럼 힘차게 수행해야 깨달음에 닿을 수 있다.

좋은 도반을 만나라. 생각이 깊고, 총명하고, 성실한 도반을 만났거든 어떤 어려움이 있더라도 극복하고 함께 가라. 그러나 생각이 깊고, 총명하고, 지혜로운 도반을 못 만났거든 정복한 나라를 버린 왕처럼 혼자서 가라. 숲 속을 다니는 무소의 뿔처럼 혼자서 가라.

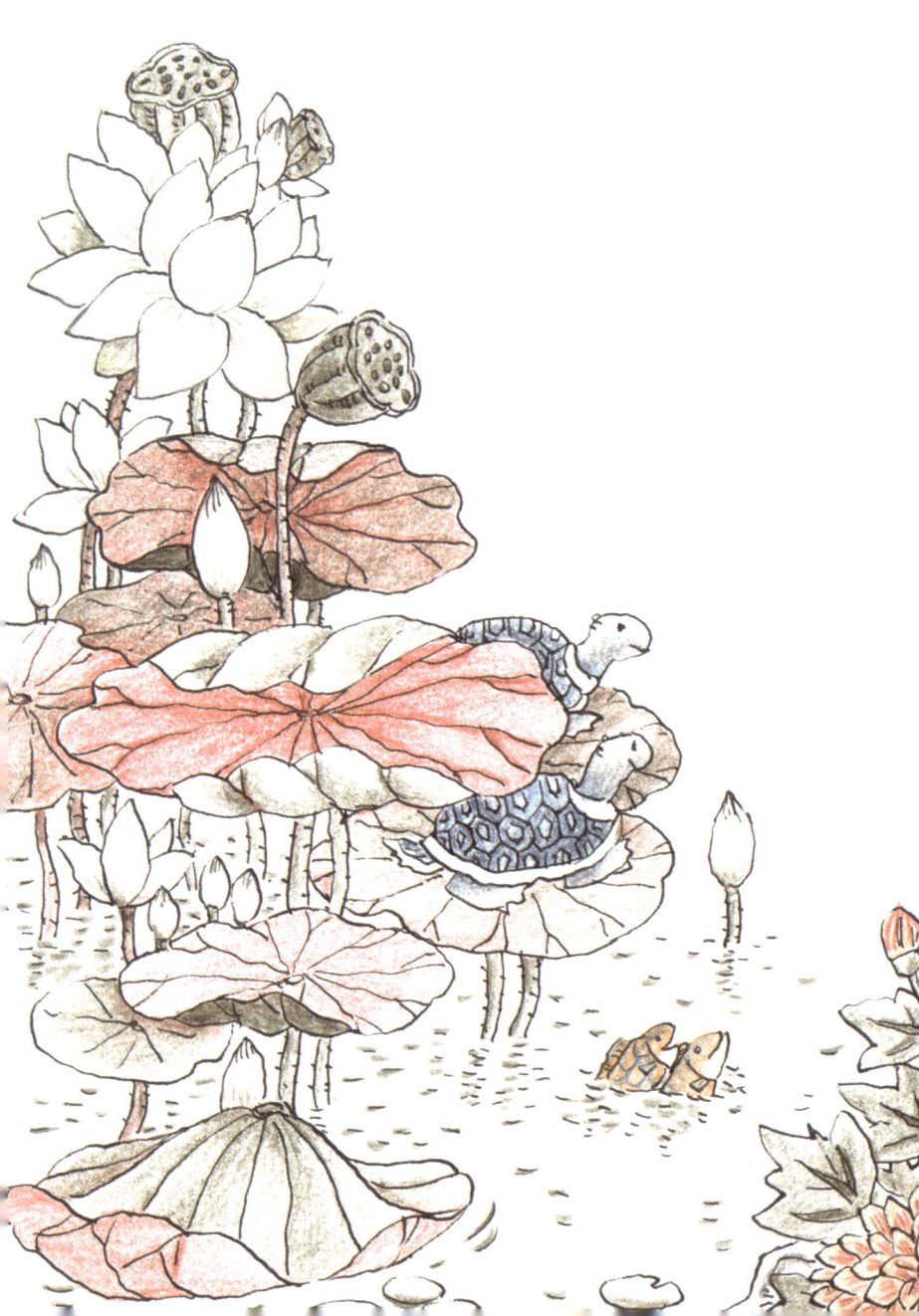

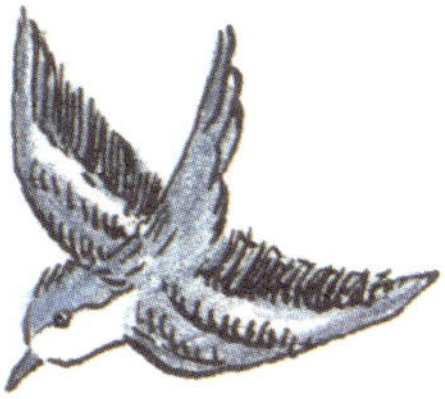

풍요로운 땅의 주인이 되어라

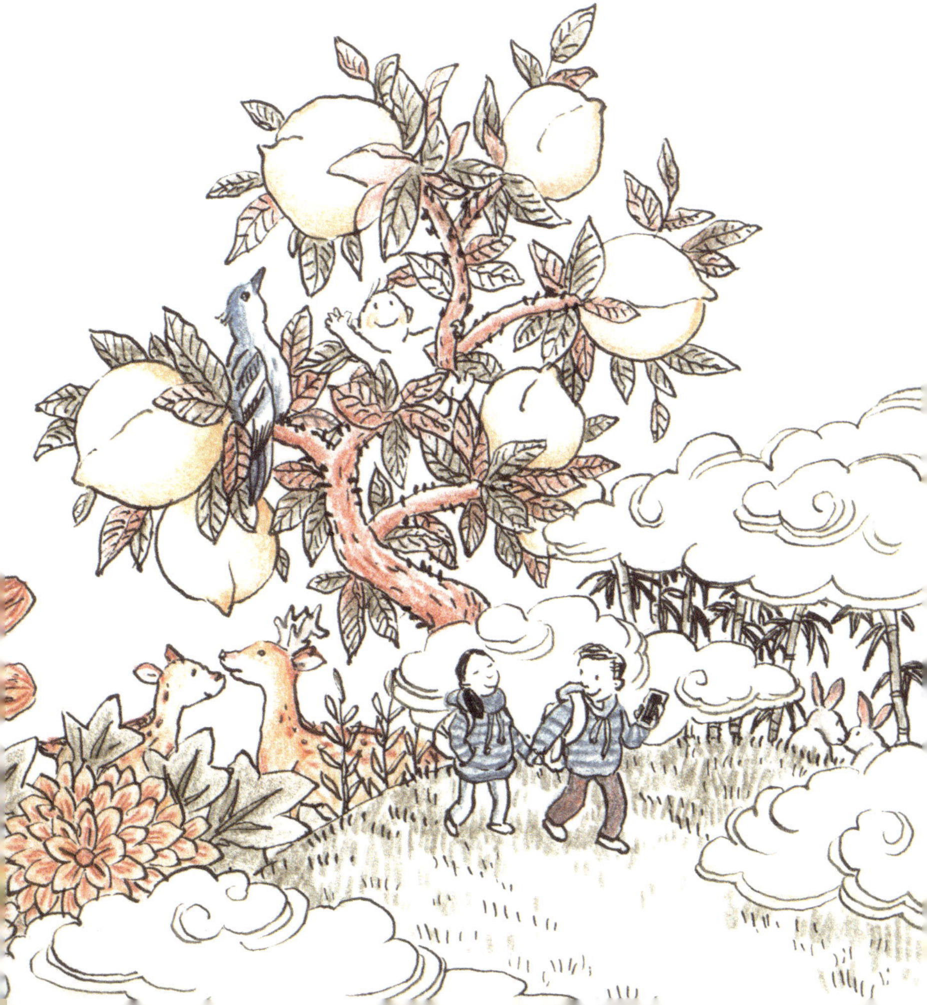

III

예술을 사랑하는 사람이 되거라

예술을 사랑하는 사람이 되거라.

자유로운 영혼을 위한 노래
꿈꾸는 철인 『장자』

소중한 우리 아가야.

『장자』는 사유의 큰 바다란다. 세상은 늘 서로 다른 사람들이 함께 살아 가고 또 서로 다른 생각이 부딪힌단다. 그래서 중요한 것은 서로 다름을 인정해주는 것이란다. 이런 다름을 인정하는 소통의 철학을 생각했던 분이 장자란다. 엄마 아빠는 네가 세계인이 됐으면 좋겠다. 세상 누구와도 대화하고 공감할 수 있는 그런 열린 사람이 되거라. 자유로운 사고와 경계 없는 마음으로 살아가길 바란다.

아주 먼 옛날 북쪽 검푸른 바다를 천지라 했습니다. 그 천지에는 곤이라는 물고기가 살았습니다. 오색빛깔 무지개색 곤은 아주 큰 물고기였습니다. 어느 날 그 무지개빛 곤이 날아 올라 황금빛 붕이라는 새가 됐습니다. 붕의 등은 태산을 얹을 정도로 넓고 날개는 몇 개의 나라를 덮을 정도로 큰 새였습니다. 붕새가 남쪽 바다로 갈 때는 파도를 삼천리 밖까지 일으켜 날아 올랐습니다. 한 번 날아 오르면 구만리 장천까지 날아올라 여섯 달을 훨훨 날고 내려와야 한 번 큰 숨을 내쉬었습니다. 붕이 바람을 타고 유유장천 하늘을 노닐다 세상에 내려오면 매미와 비둘기는 붕을 비웃습니다. 붕새가 날아 오르는 이유를 뱁새가 어찌 알겠습니까? 옛날에 대춘이라는 큰 나무가 있었습니다. 대춘은 자라는데 8,000년, 열매를 맺는데 8,000년이 걸리는 나무입니다. 큰 사람의 생각은 수천 년이 흘러도 새롭고 신비롭습니다. 그러나 세상은 언제나 큰 사람의 생각을 비웃습니다.

성인은 쌓아 두지 않습니다. 성인은 고요합니다. 고요한 것이 좋아서 고요한 것이 아니라 어떤 것도 마음을 흔들 수 없어 고요한 것입니다. 물도 고요하면 세상을 다 비춥니다.

어찌 성인이 다르겠습니까? 비움, 고요함 그리고 무위자연 이것이 하늘의 본 모양새입니다. 그래서 성인은 비우고 또 비웁니다. 그래야 본래의 고요함이 드러납니다. 성인은 억지가 없습니다. 성인은 내가 없습니다. 그래서 즐겁고 그래서 오래 삽니다. 성인은 거울처럼 맑게 비추고 그 어떤 모습도 없어 소박하고 아름답습니다.

성인은 구별하지 않습니다. 무릇 진리는 본래 규정된 바가 없으며, 말은 본래 변함없이 영원한 것이 아닙니다. 이 쪽에서 보면 저 쪽이 맞고 저 쪽에서 보면 이 쪽이 맞습니다. 무릇 큰 진리는 규정하여 일컬을 수 없으며, 큰 논변은 말하지 않습니다. 큰 어짊은 어질지 않은 듯합니다. 큰 청렴은 마치 청렴하지 않은 듯합니다. 정작 큰 소리는 들리지 않습니다. 진실로 큰 용기는 사납지 않습니다.

세상은 늘 공평합니다. 세상에는 어떤 주인도 없습니다. 차별도 없고 고민도 없습니다. 모두 함께 살아갈 뿐입니다. 그래서 우리는 그것을 자연이라 합니다. 자연은 어디로 가나? 어떻게 하나? 따져 묻질 않습니다. 소유가 무소유에게 묻습니다. 어떻게 하면 세상의 모든 지식을 다 알 수 있을까요? 어떻게 하면 안락하고 편안하게 살 수 있을까요? 무소유는 대답이 없습니다.

어느 날 장자는 꿈에 나비가 되었습니다. 나비가 되어 꽃 사이를 훨훨 날아다니며 세상을 유유자적 즐겼습니다. 문득 꿈을 깨어보니 나비는 온데간데없고 초라한 자신의 모습만이 남겨져 있었습니다. 나비가 장자를 꿈꾼 것인가요? 아니면 장자가 나비를 꿈 꾼 것인가요?

예술을 사랑하는 사람이 되거라

우리말의 연금술사
정철의 『관동별곡』

사랑희는 우리 아가.

『관동별곡』은 소강 정철의 작품이란다. 정철은 1580년 강원도관찰사로 원주에 부임하셨지. 그리고 꽃피는 3월을 맞아 강원도 관내를 돌아보게 되는데 관동별곡은 그 때 설악산과 관동팔경을 유람한 노래란다. 강원도의 수려한 산수가 아름답게 펼쳐지지. 엄마 아빠는 우리 아가가 멋진 사람이 되길 바란다. 인생이라는 즐거운 소풍에서 노래도하고, 시도 짓고, 춤도 추면서 한 바탕 인생을 즐길 줄 아는 사람이 됐으면 좋겠다. 풍류를 아는 너를 위해『관동별곡』을 들려줄게.

자연을 사랑하는 마음이 병이 되어, 은일하여 창평에서 지내고 있었는데, 임금님께서 팔백 리나 되는 강원도 관찰사의 직분을 맡겨 주시었다. 경복궁 서문인 영추문으로 달려 들어가 경회루 남쪽 문을 바라보며 임금님께 하직을 하고 물러나니, 옥으로 만든 띠가 앞에 서 있다. 양주에서 말을 갈아 타고 여주로 돌아드니, 원주는 어디인가? 치악산이 여기로구나

　감영 안이 무사하고, 시절이 3월인 때, 화천의 시냇길이 금강산으로 뻗어 있다. 행장을 간편히 하고, 돌길에 지팡이를 짚고, 백천동을 지나서 만폭동 계곡으로 들어가니, 은 같은 무지개 옥같이 희고, 고운 용의 꼬리 같은 폭포가 섞어 돌며 내뿜는 소리가 십 리 밖까지 퍼졌으니, 멀리서 들을 때에는 우렛소리 같더니, 가까이서 보니 눈이 날리는 것 같구나! 금강대 맨 꼭대기에 학이 새끼를 치니 봄바람에 들려오는 옥피리 소리에 선잠을 깨었던지, 흰 저고리 검은 치마로 단장한 학이 공중에 솟아 뜨니, 서호의 옛 주인 임포를 반기듯 나를 반겨 넘나들며 노는 듯하구나!

소향로봉과 대향로봉을 눈 아래 굽어보고, 정양사 진헐대에 다시 올라앉으니, 여산 같이 아름다운 금강산의 참모습이 여기서야 다 보인다. 아아, 조물주의 솜씨가 야단스럽기도 야단스럽구나. 저 수많은 봉우리들은 나는 듯 하면서도 뛰는 듯도 하고, 우뚝 섰으면서도 솟은 듯하니, 참으로 장관이로다. 또, 연꽃을 꽂아 놓은 듯, 백옥을 묶어 놓은 듯, 동해를 박차는 듯, 북극을 괴어 놓은 듯하구나. 개심대에 다시 올라 중향성을 바라보며 만 이천 봉을 똑똑히 헤아려 보니, 봉마다 맺혀 있고, 끝마다 서린 기운, 맑거든 깨끗하지 말거나, 깨끗하거든 맑지나 말 것이지, 맑고 깨끗한 저 산봉우리의 빼어남이여! 저 맑고 깨끗한 기운을 흩어 내어 뛰어난 인재를 만들고 싶구나. 원통골의 좁은 길로 사자봉을 찾아가니, 그 앞의 넓은 바위가 화룡소가 되었구나. 마치 천 년 묵은 늙은 용이 굽이굽이 서려 있는 것 같이 밤낮으로 물을 흘러 내어 넓은 바다에 이었으니, 저 용은 바람과 구름을 언제 얻어 흡족한 비를 내리려느냐? 그늘진 낭떠러지에 시든 풀을 다 살려 내려무나.

내금강 산중의 경치만 매양 보겠는가? 이제는 동해로 가자꾸나. 배꽃은 벌써 지고 소쩍새 슬피 울 때, 낙산사 동쪽 언덕으로 의상대에 올라앉아, 해돋이를 보려고 한밤중쯤 일어나니, 상서로운 구름이 뭉게뭉게 피어나는 듯, 여러 마리 용이 해를 떠받치는 듯, 바다에서 솟아오를 때에는 온 세상이 흔들리는 듯하더니, 하늘에 치솟아 뜨니 가는 터럭도 헤아릴 만큼 밝도다. 혹시나 지나가는 구름이 해 근처에 머무를까 두렵구나. 이백은 어디 가고 시구만 남았느냐?

저녁 햇빛이 비껴드는 현산의 철쭉꽃을 이어 밟아, 우개지륜을 타고 경포로 내려가니, 십 리나 뻗쳐 있는 얼음같이 흰 비단을 다리고 다시 다린 것 같은, 맑고 잔잔한 호숫물이 큰 소나무 숲으로 둘러싼 속에 한껏 펼쳐져 있으니, 물결도 잔잔하기도 잔잔하여 물 속 모래알까지도 헤아릴 만하구나. 한 척의 배를 띄워 호수를 건너 정자 위에 올라가니, 강문교 넘은 곁에 동해가 거기로구나. 조용하구나 경포의 기상이여, 넓고 아득하구나 저 동해의 경계여.

하늘의 맨 끝을 끝내 못보고 망양정에 오르니, 바다 밖은 하늘인데 하늘 밖은 무엇인가? 가뜩이나 성난 고래를 누가 놀라게 하기에, 물을 불거니 뿜거니 하면서 어지럽게 구는 것인가? 은산을 꺾어 내어 온 세상에 흩뿌려 내리는 듯, 오월 드높은 하늘에 백설은 무슨 일인가? 잠깐 사이에 밤이 되어 바람과 물결이 가라앉기에, 해 뜨는 곳이 가까운 동햇가에서 명월을 기다리니, 상서로운 빛줄기가 보이는 듯하다가 숨는구나. 구슬을 꿰어 만든 발을 다시 걷어 올리고 옥돌 같이 고운 층계를 다시 쓸며, 샛별이 돋아 오를 때까지 꼿꼿이 앉아 바라보니, 저 바다에서 솟아오르는 흰 연꽃 같은 달덩이를 어느 누가 보내셨는가?

예술을 사랑하는 사람이 되거라

세상을 향한 풍자와 해학
박지원의 『열하일기』

소중한 우리 아가야.

『열하일기』는 조선 후기의 문학가 박지원의 중국여행기란다. 아름다운 문체와 신비로운 이야기들로 가득 찬 흥미로운 책이란다. 아는 것보다 더 중요한 것은 경험하고 보는 것이다라고 말씀하셨다. 아가야 넓은 세상으로 나아가 많은 것을 보고 경험을 쌓거라. 넓은 세상에 위트가 있는 사람이 되거라. 신비로운 이야기 『열하일기』를 한 번 들어보렴.

북경 황성은 둘레가 40리로 바둑판처럼 평평하고 네모 반듯하게 생겼다. 문이 아홉 개 있고 황성 안에 자금성이 있으며 둘레는 70리로 붉은 담장을 두르고 있다. 지붕에는 황금빛 유리기와를 덮었다. 자금성 안에 황제가 거처하는 궁성이 있다. 북경 유리창에는 재화와 보물이 넘쳐 난다. 책을 파는 점포 중에 가장 큰 곳은 문수당, 명성당 등이다. 과거시험 준비를 하는 학생이나 중국 내의 이름이 알려진 선비는 대부분 이 서점들 안에 거처하고 있다.

　만리장성에 닿았다. 캄캄한 어둠 속에서 군졸 수백 명이 보이는데 아마도 점호를 하는 것 같았다. 필낭 속에서 붓과 벼루를 꺼내어 성 아래에 펼쳐 놓았다. 별빛 아래 먹을 갈아 서늘한 이슬이 내리는 가운데 붓을 적셔 큰 글자로 수십 자를 썼다. 봄도 아니고, 여름도 아니며, 겨울도 아닌 계절. 아침도 아니고, 대낮도 아니며, 저녁도 아닌 시각. 가을 신령의 때를 만난 계절이요, 관문의 닭이 울려는 시각, 이것이 어찌 우연이겠는가?

열하로 가는 길에는 때때로 산자락에 성대하게 꾸민 사당이나 절들이 있고 어떤 곳에는 99층의 흰 탑이 있었다. 이런 건물들이 너무 많아 손으로 다 꼽을 수도 없거니와 그 웅장한 제작기법이나 화려한 기술은 놀라움을 금치 못한다. 울긋불긋 찬란한 단청 등이 모두 한결같아서 하나를 보면 백을 알 수 있었다. 열하에 이르기까지 모두 나흘 밤낮으로 오면서 한 번 제대로 눈을 붙이지 못했으니 하인들 중에는 서서 잠을 자는 자도 있었다. 나 역시 쏟아지는 잠을 견딜 수가 없다. 눈꺼풀이 무거워 마치 구름장이 드리워지듯 자꾸 내리 깔리고 하품도 파도가 밀려오듯 쉴 새 없이 쏟아진다. 어떤 때는 눈을 뜨고 사물을 보는 데도 이상한 꿈 속 같고 어떤 때엔 남들에게 말에서 떨어질 것 같다고 조심시키면서도 정작 내 몸이 안장에서 기울어지기도 하였다. 어떤 때는 아름다운 처자의 춤 같기도 하고 어떤 때는 가랑비가 솔솔 내리듯 묘한 경지를 어디 비길 바가 없다. 내가 장차 나의 집으로 돌아가면 응당 천하루를 잠잘 것이다.

닭이 울 무렵에 먼저 출발하여 역관과 동행했다. 길에서 난하를 건너가기 어렵다는 말을 들었다. 역관은 연신 오는 사람들에게 난하의 사정을 물었다. 한결같이 예닐곱 날은 모름지기 기다려야 건너갈 수 있다고 대답한다. 난하에 도착

하니 수레와 말이 구름처럼 모여 있는데 천 명인지 만 명인지 사람 수를 다 셀 수가 없다. 강가에는 단지 배 다섯 척 만이 있다. 건널 사람은 많고 배는 적으니, 건너가기 어렵다 한 것이 바로 이 때문이다. 모자에 푸른 깃털을 꽂은 사람이 언덕에 서서 채찍을 들고 지휘하며 사신인 우리가 먼저 배를 타고 건너갈 수 있게 해 준다. 난하를 건너 십여 리를 가자 언덕 위에 탑처럼 생긴 바위봉우리가 마주 보고 서 있다. 그 기이하고 교묘한 모습이 하늘이 재주를 피운 듯 하다. 높이는 백여 길이나 되고 그 생긴 모양 때문에 쌍탑산이라 부른다.

우리가 오늘 묵을 태학은 지난해에 새로 지었는데 그 제도가 북경에 있는 것과 같다. 대성전과 대성문은 모두 겹처마에 황금빛 유리기와를 얹었으며, 명륜당은 대성전 오른쪽 담 밖에 있다. 명륜당 앞에 늘어선 누각은 일수재, 시습재라는 편액을 걸었으며 오른쪽에는 진덕재, 수업재가 있다. 달빛 아래 마당을 걸으니 고향 땅이 그립다.

자연을 사랑하는 사람이 되거라

자연과 하나가 되다
노자의 『도덕경』

사랑하는 아가야.

노자의 『도덕경』은 2,500년 전에 노자께서 무위자연의 삶을 노래한 글이란다. 시처럼 순수하고 맑은 언어들이란다. 이 글은 도덕경을 사랑의 언어로 풀이한 『노자의 연인』에서 정리했다. 엄마 아빠는 네가 자연을 사랑하는 사람이 됐으면 해. 욕심을 비우고 사랑을 나누는 멋진 너를 꿈꾸며 『도덕경』을 읽어줄게.

도덕경 4장. 동화

사랑은 채워도 채워도 그릇처럼 비워져

또 다시 채워야 하니

사랑은 침묵의 심연 속에서

모든 생명의 모태가 됩니다.

당신 앞에서 내 날카로운 이성은 무너지고

윤회의 타래가 풀리고 욕망의 빛이 사라져

먼지와 같은 허허로운 자유를 얻습니다.

깊은 존재의 설렘 속에

당신이 떠나온 곳을 알 수 없으나

그곳은 생명의 시원입니다.

내 푸른 지성을 위해 달려온 날들

승리의 월계관으로 장식된 계단 앞에

가슴에 품었던 모든 자존심들은

당신을 보는 순간 깨지고 부서지고 흩어져

세상의 가치는 허황된 신기루가 되고 말았습니다.

이제 오직 당신 속에서 느끼는 존재의 자유

때로는 무덤처럼 고요하고 때로는 파도처럼 격동하는

당신의 존재가 어디로부터 오는 것인지 나는 모릅니다.

도덕경 11장. 공간

서른 날이 비워져 당신을 위한 한 달이 됩니다.

내 손에 쥐어진 것이 없기에

비로소 당신의 손을 잡을 수 있습니다.

내 눈이 맑게 비워져 있기에 당신을 비출 수 있습니다.

내 마음이 한 장의 백지이기에

당신을 위한 시를 써내려 갈 수 있습니다.

비우고 비우고 또 비워져야

비로소 당신은 거짓 없는 모습으로 제게 비추어집니다.

채울 수 없는 마음은 공허

채우지 못하는 사랑은 허상입니다.

사랑이 떠날까 두려워 가두고 의심하고 돌아서는 마음속에는

사랑이 자라지 않습니다.

공간은 공허가 아닌 축복이며

여분은 끝이 아닌 창조입니다.

도덕경 42장. 조화

사랑으로 한 생명이 잉태되니

그 생명은 다른 반쪽을 만나 다시금 생명을 잉태하여

둘은 셋이 되어 온전해집니다.

그 자손이 번창하여 온 세상을 이루니

세상은 땅을 짊어지고 하늘을 안아야

충만한 기운으로 평화가 깃들게 됩니다.

무릇 사람들이 꺼려하는 곳에서 당신의 몸과 이름을 거두나니

진실로 그것은 손해인 듯 보이나 얻음이 있습니다.

도덕경 55장. 하나됨

충만한 사랑은 어린아이와 같아

해로운 생물들이 미치지 못하고

간악한 손길이 할퀴지 못하고 미천한 입김들이 닿지 못합니다.

몸은 유연하고 뜻은 온유하여도 일은 되려 건실합니다.

한 남자와 또 한 여자가 만나 온전한 생명이 되니

그 지극함은 달콤한 열매와 같습니다.

종일토록 서로가 서로를 부르지만 목이 쉬지 않습니다.

서로 하나 됨으로 늘 의지하고

함께 함으로써 사랑이 빛나니

생명은 더욱 성스럽고 마음에 밝은 기운이 차오릅니다.

생명이 점점 시들어 가는 것은

사랑의 힘이 이미 거두어졌기 때문입니다.

자연을 사랑하는 사람이 되거라

조선팔도 땅을 말하다
이중환의 『택리지』

소중한 우리 아가야.

『택리지』는 1751년 실학자 이중환이 쓴 지리책이란다. 우리나라 팔도 전역의 지리적 특징과 인물에 대한 글이란다. 풍수지리를 통해 자연과 인간이 서로 소통하고 공존하는 방법을 말씀하셨단다. 사랑하는 아가야, 이 땅의 풀 한 포기, 돌 한 조각 모두가 선조들이 정성과 땀으로 일군 텃밭이란다. 엄마 아빠는 네가 나라의 국토를 사랑하는 건강한 사람이 됐으면 한단다. 이 세상 땅 끝까지 두 발로 뚜벅뚜벅 걷는 너를 그리며 『택리지』를 네게 들려준다.

금수강산의 아름다운 땅은 그곳을 가꾸는 사람이 주인이다. 우리나라의 팔도강산은 안주와 평양을 묶어 평안도라 하고, 황주와 해주를 묶어 황해도라 한다. 함흥과 경성을 묶어 함경도라 이르고, 강릉과 원주를 묶어 강원도라 한다. 충주와 청주를 묶어 충청도가 되고, 전주와 나주를 묶어 전라도가 된다. 경주와 상주를 묶어 경상도라 했고, 경기도는 왕이 사는 곳 500리 이내의 땅이라 경기도라 했다.

　사람이 사는 좋은 터는 네 가지 요소가 필요하다. 대체로 살 곳을 정하는 데는 지리가 첫째이고 다음은 생산되는 산물이다. 그 다음은 인심이요 그 다음은 산수다. 이 네 가지 중에서 한 가지라도 모자라면 살 만한 곳이 못 된다. 지리가 아무리 좋아도 생산되는 산물이 부족하여 부유함이 없으면 오래 살 수 없다. 생산물이 많이 나와도 풍수지리가 안 좋으면 또한 오래 살기가 어렵다. 또 풍수지리가 좋고 산물이 많아 지리와 생리를 모두 갖추었어도 인심이 좋지 못하면 후손에게 후회할 일이 생긴다. 마지막으로 가까운 곳에 경치 좋은 산수가 없으면 아름다운 정서와 호연한 기상을 키울 수 없다.

첫 번째 지리를 논하는 이유는 무엇인가? 대체로 사람은 양의 기운을 받아서 태어난다. 양이 하늘이고 곧 태양이다. 하늘이 조금밖에 보이지 않고 태양이 비추지 않으면 살기 좋은 곳이 아니다. 해가 늦게 떠서 일찍 지는 곳은 피하는 것이 좋다. 주산은 수려하고 단정하고 청명하고 예쁜 것이 제일이다. 또한 물이 없으면 사람이 살 수 없다. 물이 있어야 생성의 기쁨이 누릴 수 있다. 흘러오는 물은 반드시 산맥의 좌측에서 흘러야 음양의 이치가 맞다. 또한 꾸불꾸불 멀리서 흘러와야 좋다. 화살처럼 곧게 흐르는 물은 좋지 않다. 그렇기 때문에 집을 지어 자손 대대로 물려주고자 한다면 지리를 보고 골라야 한다.

두 번째 생산되는 산물을 논하는 이유는 무엇인가? 사람이 태어나서 위로는 조상과 부모를 봉양하고 아래로는 자식들과 가족을 보살펴야 하니 생업을 경영하고 확장해야 한다. 재물은 하늘에서 떨어지거나 땅에서 솟아나는 것이 아니다. 풍족한 땅을 일궈야 하며 배와 수레와 사람과 물자가 모여들어 융성해야 한다. 나라 안에서 가장 비옥한 땅은 전라도의 남원과 구례다. 그리고 경상도의 성주와 진주 등이다. 전라도는 지리산 부근이 비옥하다. 충청도는 차령 북쪽에서 한강 남쪽까지가 비옥하다. 강원도는 원주와 춘천이 산물이 모이는 곳이고, 황해도는 산간과 평야지대 모두 목화재배에 적당하다. 이 밖에 진안에 담배밭, 전주의 생강밭, 한산의 모시밭, 안동의 왕골밭이 있는데 이것은 모두 나라 안에 으뜸이다. 우리나라는 동쪽과 서쪽과 남쪽이 모두 바다여서 배가 다니지 않는 곳이 없다. 전라도, 충청도, 경상도 3도는 산물을 모두 배를 이용해 서울로 운송한다. 우리나라의 부자들은 남쪽으로는 일본과 거래하고 북쪽으로는 중국과 거래를 하는데 여러 해를 두고 물화를 수입해 수백만 금의 돈을 모은 사람도 있다. 이런 사람은 한양에 가장 많고, 다음은 개성이며, 다음은 평안도 안주다.

세 번째 인심을 논하는 이유는 무엇인가? 공자는 말하기를 "마을 인심이 착한 곳이 좋다. 가려서 착한 곳에 살지 않으면서 어찌 지혜롭고자 하는가." 했다. 맹자의 어머니가 세 번이나 집을 옮긴 것도 교육 때문이다. 우리나라 팔도 중에 평안도는 인심이 가장 순하고 두터우며, 다음은 경상도 풍속이 소박하고 진실하다.

네 번째 산수를 논하는 이유는 무엇인가? 큰 인물은 정기를 타고 난다. 산수가 호방하지 않으면 큰 인물이 나오기 어렵다. 백두산은 온 나라의 눈썹이다. 산 위에는 큰 연못이 있는데 둘레가 80리다. 서쪽으로 흐르는 물은 압록강이 되고 동쪽으로 흐르는 물은 두만강이 되었다. 백두대간의 큰 줄기는 끊어지지 않고 남쪽으로 수천 리를 내려가 경상도 태백산에 이른다. 함경도와 강원도가 맞닿은 곳이 철령이다. 여기가 북쪽으로 통하는 큰 길이다. 태백산에서 영의 등성이가 좌우로 나뉘어진다. 영이란 고갯마루가 조금 나지막하고 평탄한 곳이다. 왼쪽 줄기는 동해를 따라서 내려가고 오른쪽 줄기는 소백산에서 남쪽으로 내려간다. 소백산 아래로는 죽령이 큰 영이고, 주흘산 아래로는 조령이 큰 영이다. 속리산 아래에는 화령과 추풍령이 있다. 덕유산의 정기는 서쪽으로 마이산이 되었고, 남쪽으로는 지리산이 되었다. 마이산의 두 갈래는 만경에서 멈추었다. 이 중 한 줄기가 담양 추월산과 광주 무등산이 되었고, 추월산과 무등산이 또 서쪽으로 가서 영암 월출산이 되었다. 월출산에서 한 줄기는 광양 백운산에서 멈추었고, 한 줄기는 바닷길 천리를 건너 제주 한라산이 되었다. 그리고 한라산의 지맥이 다시 바다를 건너 일본 유구국이 되었다.

자연을 사랑하는 사람이 되거라

사상의학의 창시자
이제마의 『동의수세보원』

사랑하는 아가야.

『동의수세보원』은 사상의학의 창시자 이제마의 글이다. 모든 병은 마음에서 근원하고 무병장수는 몸을 잘 보호하는 데서 시작한다고 말씀하셨지. 이제마는 이 세상 모든 사람의 수명을 늘이는 것이 꿈이셨던 분이란다. 사람의 체질에 따라 서로 다른 처방으로 몸을 다스려야 한다고도 말씀하셨어. 엄마 아빠는 네가 오래오래 장수하며 인생의 행복을 누렸으면 좋겠다. 너의 장수와 건강을 기원하며 네게 『동의수세보원』을 들려준다.

하늘에는 네 가지의 기본 틀이 있다. 하나는 지방, 둘은 인륜, 셋은 세회, 넷은 천시다. 첫 번째 지방은 과거를 정리하여 공간을 나누는 지혜를 뜻한다. 두 번째 인륜은 인간관계의 질서를 세우는 수평의 인륜을 뜻하고, 세 번째 세회는 상하의 인사관계를 세우는 수직의 논리를 뜻한다. 네 번째는 미래를 내다보는 하늘의 천기 즉, 천시를 뜻한다. 마찬가지로 사람의 일에는 네 가지 살림살이가 있다. 하나는 거처, 둘은 당여, 셋은 교유, 넷은 사무다. 사람이 살아가는 데는 거처가 중요하다. 다음은 하는 모든 일에 마땅한 명분이 있어야 한다. 세 번째는 자기 편과 남의 편을 분간하는 분별이 있어야 하고, 네 번째는 만사의 일에 최선을 다하는 노력이 있어야 한다.

귀는 좋은 소리를 좋아하고, 눈은 좋은 빛깔을 좋아하며, 코는 좋은 냄새를 좋아한다. 좋은 소리는 귀에 순하고, 좋은 빛깔은 눈에 순하고, 좋은 냄새는 코에 순하고, 좋은 맛은 입에 순하다. 폐는 나쁜 소리를 싫어하고, 비장은 나쁜 빛깔을 싫어하고, 간은 나쁜 냄새를 싫어하고, 신장은 나쁜 맛을 싫어한다. 좋은 것을 좋아하는 것으로써 사람이 선한 것이 천성임을 알 수 있다. 어질고 올바르며 예의 바르고 슬기로운 것은 몸이 거처하는 자연스러움이다. 선을 행하여야 몸이 편안하고 건강할 수 있다.

　

　사람은 그 몸의 성질에 따라 태양인, 소양인, 태음인, 소음인으로 나뉜다. 태양인은 슬픔의 감정이 많고, 소통에 장점이 있으며, 과단성이 있고, 사람을 사귀는 데 재주가 있다. 소양인은 노여움의 감정이 많고, 용기가 있다. 심성이 굳세 믿을 수 있다. 태음인은 기쁨이 지나치고, 목소리와 용모가 의젓하고, 꾸준함이 있어 성취가 있다. 소음인은 즐거움이 지나치지만 단정하고, 행동에 믿음이 있다. 좋은 재능에 좋은 마음씨까지 있으면 호걸이다. 착한 사람의 집에 착한 사람이 모이고, 악한 사람의 집에 악한 사람이 모인다. 착한 사람이 많이 모이면 착한 사람의 기가 활동하고, 악한 사람이 많이 모이면 악한 사람의 기운이 왕성해 진다.

　

　사람의 질병은 매사 집안에서 이뤄진다. 교만하고 자랑하기 좋아하면 수명이 감소한다. 게으르고 나태하면 수명이 감소하고, 성급하고 생각이 치우쳐도 수명이 감소한다. 욕심이 지나쳐도 수명이 감소한다. 화타가 말하기를 건강의 비결은 적당히 일하고 크게 피로하지 않게 생활하는 것이라 했다. 또 한 하루 두 끼 먹는 것은 가하지만 네 번 다섯 번 먹는 것은 불가하다. 많이 먹는 습관은 오래 사는 것을 막는다.

부자로 풍요롭게 살거라

부자로 풍요롭게 살거라

풍류를 찾아서
최치원의 『계원필경』

사랑하는 아가야.

『계원필경』은 신라말 고운 최치원의 글이란다. 최치원은 유불도 사상을 통합해 풍류사상을 만드신 분이다. 중국이 칭송한 대문장가지. 엄마 아빠는 네가 세계를 주유하며 멋진 삶을 열어가면 좋겠구나. 세상의 중심에서 너의 꿈을 펼치길 바라며 네게 『계원필경』을 들려준다.

나라에 현묘한 도가 있는데 그것을 풍류라 합니다. 집에 들어오면 효도를 다하고, 밖에 나아가면 나라에 충성하는 것은 공자의 말씀입니다. 행하는 바 없이 이루고, 말 없이 배우고 실천함은 노자의 말씀입니다. 모든 악행을 하지 않고, 모든 선함을 받들어 행하는 것은 부처의 말씀입니다. 부처와 공자의 도가 서로 다르지 않음은 선을 행하도록 하고, 악행을 물리치고자 하는 성인의 한결같은 마음입니다. 무릇 도와 이치는 사람에게서 멀지 않고, 사람은 나라마다 착한 본성이 다르지 않습니다. 사람이 도를 넓히는 것이지, 도가 사람 위에 있지 않습니다. 정치와 진리는 모두 사람을 위해 있는 것입니다. 그래서 모든 생명에게 이치는 매 한가지입니다.

세상을 조용히 관조해 보면 꼭 된다는 것도 없고, 꼭 안 된다는 것도 없습니다. 말을 꾸미는 것보다 중요한 것은 자신의 뜻을 잘 살펴 진리를 구하는 것입니다. 학문을 나날이 쌓으면 그 열매를 반드시 얻을 수 있고 귀한 자리를 얻습니다. 맑고 깨끗한 것을 늘 생각하고 그 길을 마음으로 따라가십시오. 그러면 모든 만물이 은혜를 베풀어 줍니다.

청년은 나라의 기둥입니다. 신라 진흥왕께서는 나라를 일으키려면 반드시 풍월도를 우선해야 한다고 생각하시고 설원랑을 받들어 국선으로 삼았습니다. 풍류와 호연한 기상으로 자연을 벗삼으니 청년의 힘찬 기상을 귀하게 여겼습니다. 보십시오. 새벽 해가 떠오르는 힘찬 기운으로 만물이 소생합니다. 청년들은 어디서나 정의로움과 자비로움을 갖춰야 합니다. 천하의 어둠을 깨고 해 뜨는 땅을 청년들이 열어가야 합니다.

동으로 흐르는 물 다시 돌아가기 어려우니
아름다운 시흥에 마음이 들떠 옵니다.
흰 구름 자욱한 시냇가에 산사를 짓고
삼십 년 동안 노승으로 살았는데
푸른 산마루 바닷가에 구름 낀 초가 하나 있네요.
티끌 세상 벗어난 시골 노인의 집입니다.
어찌 하여 자꾸 묻습니까?
파초 심는 뜻을 묻지 마십시오.
봄바람에 꽃 물결 흘러감을 보려 함입니다.
삼경이 지나 둥근 달빛 더욱 희어지고
비단장막 갈라지며 봄빛은 찬란한데
향기 가득한 대궐 버리고
엄마 품속에 이르렀네요.

부자로 풍요롭게 살거라

풍요로운 세상을 향한 99편의 이야기
정조대왕의 『오경백편』

아가야 귀 기울여 들어보렴.

『오경백편』은 정조대왕께서 직접 쓴 책이란다. 『역경』, 『서경』, 『시경』, 『춘추』, 『예기』에서 핵심적인 글귀 99편을 취하였지. 나라의 풍속과 도덕을 바르게 세우고자 정조대왕께서 편찬하셨어. 오경은 그 양이 방대하고 심오해 사람들이 읽고 싶어도 쉽게 접근하기 어려웠단다. 그래서 정조께서 직접 책에서 가장 핵심적인 글귀를 모아 『오경백편』으로 묶으셨다. 엄마 아빠는 늘 네가 귀하게 쓰이는 사람이 됐으면 좋겠다.

『역경』

　『역경』의 이치는 크고 넓다. 시작을 살펴 끝을 아는 것이다. 하늘의 이치가 있고, 땅의 이치가 있고, 사람의 이치가 있다. 이를 삼재라 한다. 하늘은 한결같이 바르고 땅은 고요하고 풍요롭다. 하늘은 만물을 성장시켜 널리 번성하게 만들고 결실을 맺어 수확하게 한다. 좋은 열매를 가려 저장한다. 하늘의 운행은 굳세다. 그 밝음이 시작부터 끝까지 이어지면 여섯 마리의 용이 화합한다. 땅은 포용하고 너그러우며 빛나고 위대하다. 땅과 하늘은 서로 도와 생명을 생육하니 아버지와 어머니는 서로 도와 자식을 기른다. 부부의 도는 항상함이다. 서로의 처음 약속을 변함없이 오랫동안 지키는 것이 그 아름다운 미덕이다. 선을 쌓은 집안에는 반드시 남은 경사가 있다. 악행을 일삼은 집에는 반드시 재앙이 따른다. 자식을 위한 가장 귀한 선물은 선행을 쌓아두는 것이다.

　만물은 서로 같은 것끼리 모인다. 내 곁에 있는 사람과 내게 일어나는 일로 자신의 미래를 살펴라. 멀리 가지 않고 돌아옴은 선하지 않은 것을 보고 몸을 돌리는 것이다. 이것이 수신의 법이다. 군자가 자기 집에서 말을 하더라도 그 말이 선하면 천 리 밖에서도 응하여 사람들이 찾아온다. 또한 자기 집에서 말을 하더라도 그 말이 선하지 않으면 천 리 밖에서도 사람들이 떠나게 된다. 하물며 가까이 있는 사람은 어떻겠는가?

『서경』

『서경』에 기자가 말하였다. "홍범구주로 나라를 다스렸으니 아홉 개의 법으로 도덕의 원칙을 삼는다." 첫 번째는 오행이니 물, 불, 나무, 쇠, 흙입니다. 물은 세상을 흘러 내려가고, 불은 타서 올라가며, 나무는 굽으면서 곧고, 쇠는 모양을 유지하면서도 바꾸고, 흙은 심고 열매를 거둡니다. 두 번째는 오사니 행동, 말, 관찰, 듣기, 생각입니다. 행동은 공손하고, 말은 이치에 맞아야 하고, 관찰은 밝게 드러나야 하고, 듣는 것은 분명해야 하며, 생각은 지혜로워야 합니다. 세 번째는 팔정이니 음식, 재물, 제사, 토지, 교육, 상벌, 대접, 군대를 올바르게 다스리는 것입니다. 네 번째는 오기이니 연월일시와 역법입니다. 다섯 번째는 임금이 국법을 세우는 것이니 사사로움 없이 모든 백성을 법으로 편안하게 하는 것입니다. 여섯 번째는 삼덕이니 정직함, 강직함, 부드러움입니다. 정직하면 다스려지고, 강직하면 사람들이 믿고 따르게 되며, 부드러우면 백성은 화합한다. 일곱 번째는 계의니 의심을 풀어 밝히는 것입니다. 대동단결하여 함께 열어갈 세상을 만들어야 합니다. 여덟 번째는 서정이니 하늘의 징조를

살피는 것입니다. 사시의 흐름을 파악하여 준비하고 해를 피하는 것입니다. 아홉 번째는 오복과 육극이니 오복은 수명을 늘이고 사람을 부유하게 만듭니다. 건강하게 만들고 모두가 천수를 누리며 살게 합니다.

『시경』

시냇물은 맑아 유유히 흐르고 남산은 드높아 저 멀리 그윽하구나. 대나무 무성한 듯 소나무 푸르른 듯 형제 자매들이 서로 화목하고 서로 우애 있구나. 우뚝 솟아 날개를 편 듯한 집에, 화살이 곧게 날아간 것처럼 반듯한 기둥에, 날개를 편 듯한 용마루에, 꿩이 날아가는 것과 같은 처마에, 이곳이야말로 군자가 살만한 곳이구나. 평평하고 반듯한 마당이며, 높고 곧은 그 기둥이며, 쾌청한 대청마루며, 고요하고 아늑한 방이며, 이곳이야말로 군자가 편하게 계실 곳이구나. 아래에는 돗자리 그 위에는 대자리를 까니 여기에 누워 잠시 잠을 청하네. 문득 깨어나 내 꿈을 점쳐보니 길몽인가? 작은 곰과 예쁜 뱀이 보였구나. 큰 점쟁이에게 꿈을 물으니 작은 곰은 아들을 낳을 징조고, 예쁜 뱀은 딸을 낳을 징조라 하네. 아들을 낳아서 평상에 뉘어 재우고 좋은 옷을 입히니, 우는 소리가 우렁찬 것이 마치 왕이 될 듯하도다. 또 딸을 낳아서 대청에 뉘어 재우고 포대기로 덮어주니, 부모의 근심이 사라지고 집안이 날로 부유해지는구나.

『춘추』

과거 선왕들께서는 천하의 토지에 경계를 정하고, 그 땅에 적당한 곡물을 심어 이익을 널리 미치게 하였다. 훌륭한 왕의 정치란 백성들이 원하는 바를 이루게 해주는 것이다. 정치란 백성이 필요한 것을 쉽게 얻을 수 있도록 도와주는 것이며, 백성이 사통팔달 편하게 움직일 수 있도록 하는 것이다.

『예기』

무릇 음악이란 사람의 마음에서 생겨난다. 마음속에 움직인 감정이 소리로 나타나 음악이 된다. 잘 다스려 지는 나라의 음악은 편안하고 즐겁다. 바로 정치가 화평하기 때문이다. 반면 어지러운 세상의 음악은 시끄럽다. 바로 정치가 어긋나 있기 때문이다. 또한 망한 나라의 음악은 슬프고도 시름에 잠겨 있다. 바로 그 백성들이 고난을 당하고 있기 때문이다. 이처럼 음악은 정치와 관련이 있다. 음악의 이치를 알면 예의 이치를 안다고 할 수 있다. 좋은 음악은 어렵지 않고, 중요한 예의는 복잡하지 않다. 예악이 있으면 세상은 조화롭고 사람은 서로 사랑한다.

부자로 풍요롭게 살거라

후손에게 오복을 가져다 주는 81개의 그림
박상원의 『하늘그림』

사랑하는 아가야.

엄마 아빠는 네가 부유하고 넉넉한 사람이 됐으면 해.『하늘그림』은 동그라미, 세모, 네모로 만든 81개의 그림이란다. 엄마 아빠는 네가 우리 곁에 오길 기다리며 81개의 그림을 날마다 그려보려 해. 더욱 건강하고, 더욱 행복하고, 더욱 풍요로운 사람이 되길 기도하며『하늘그림』을 네게 들려준다.

하늘그림은 우리 아이를 건강하게 만듭니다. 하늘그림은 우리 아이를 부유하게 만듭니다. 소망하는 것들은 날마다 날마다 몸소 실천할 때 이룰 수 있습니다. 엄마 아빠의 소망을 그림에 담아 하루하루 그려나가십시오. 동그라미를 그리며 진실된 사람이 되기를 기도하십시오. 세모를 그리며 착한 아이로 자라길 기도하십시오. 그리고 네모를 그리며 건강한 아이로 태어나길 기도하십시오. 동그라미, 세모, 네모는 아이의 두뇌발달에 좋은 영향을 줍니다. 엄마 아빠가 자꾸 그리면 배 속의 아이는 총명해집니다.

이 세상의 모든 자연은 동그라미, 세모, 네모로 이뤄집니다. 그래서 한글은 하늘, 땅, 사람을 동그라미, 세모, 네모로 형상화해 글자를 만들었습니다. 한글은 인류가 꿈꾸는 가장 완벽한 문자입니다. 한글을 많이 보고, 많이 읽을수록 사람은 더욱 온전해지고 더욱 아름다워집니다. 한글을 사랑하는 아이가 더욱 진실되고 더욱 조화롭습니다. 한글 창제의 원리를 바탕으로 만들어진 81개의 하늘그림을 그려보십시오. 아이와 함께할 위대한 축복을 상상하십시오.

마음에 그리고 자꾸 말하면 그것은 현실이 됩니다. 그래서 진실한 기도는 현실에서 이뤄집니다. 기도로써 아이의 찬란한 여정을 열어주십시오. 아이는 하늘이 주신 위대한 선물입니다. 기적이고 축복입니다. 하늘그림 아래 태명을 쓰고 태어날 아이의 건강을 기도하십시오. 성군의 탄생을 위해 성학십도를 그렸던 퇴계 선생처럼 우리를 찾아올 아기를 위해 하늘그림을 그려보십시오. 그림을 그릴 때마다 아이가 더 건강해지고 더 총명해집니다. 그림을 그릴 때마다 아이가 더 예뻐지고 더 풍요로워집니다. 그림을 그리는 날마다 진리와 사랑 그리고 생명의 힘이 함께 하길 기도합니다.

오복은 장수, 재물, 건강, 행복, 소명입니다.
오복을 가져다 주는 하늘그림은 babynames.co.kr에서 받을 수 있습니다.

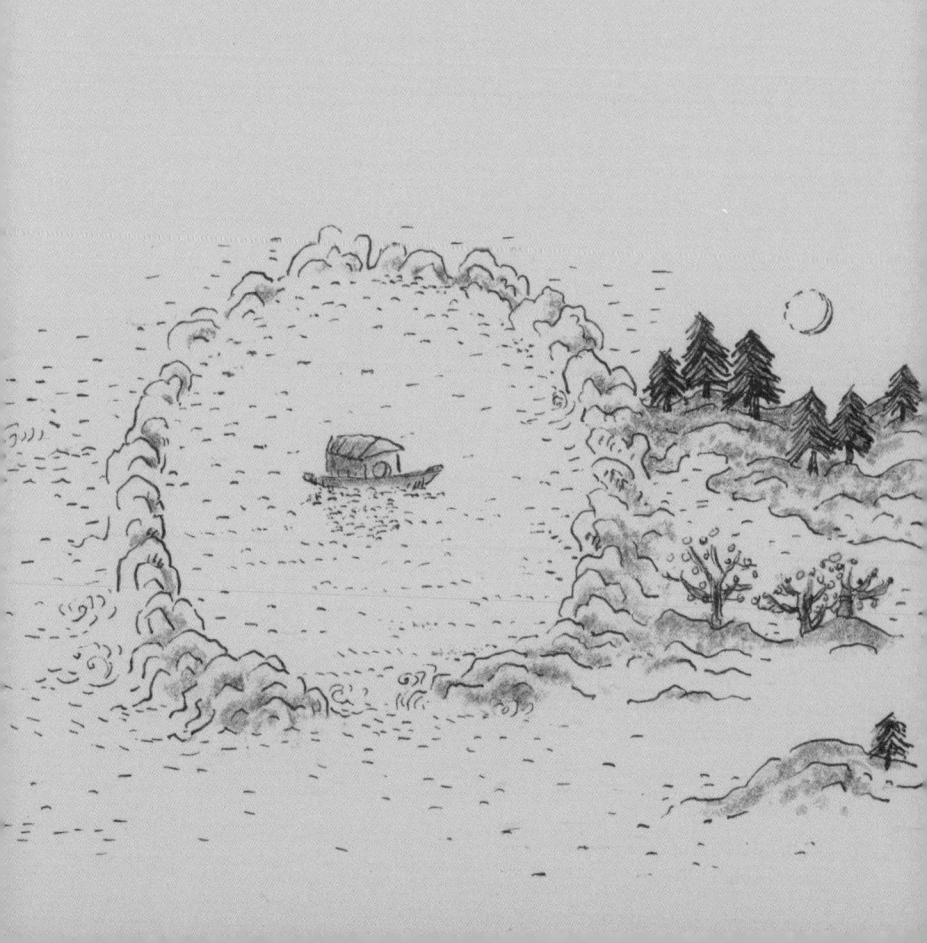

아빠수첩 l

엄마가 원하는 아빠태교

아빠도 출산을 합니다. SBS스페셜 〈부성의 재발견〉을 보면, 아빠도 출산을 전후해 남성호르몬 테스토스테론이 급격히 저하되는 신체적 변화를 겪습니다. 아빠 스스로 공격적이고 외향적인 성향을 조용하고 차분하게 바꾸는 것입니다. 가정에 더욱 충실하게 만드는 신의 섭리입니다. 임산부를 대상으로 한 태교설문조사에 따르면 엄마가 아빠에게 가장 원하는 태교는 태교도서나 동화책읽기(40.5%)가 1위였습니다. 2위가 여행이나 산책(12.5%)이었고, 다음은 아빠가 노래불러주기, 임산부부 태교프로그램 함께 참석하기, 엄마 배 쓰다듬어주기 등이었습니다. 반면 산모들이 태교에 가장 안 좋다고 생각되는 남편의 행동 1위는 음주 후 늦은 귀가였습니다. 지나친 TV시청이나 게임도 엄마들이 싫어했습니다. 엄마 마음이 편안하면 배 속의 아이도 편안합니다. 아빠수첩에 해야 할 일과 하지 말아야 할 일을 정리해 두면 좋습니다.

엄마가 아빠에게 원하는 태교

1위 태교책이나 동화책 읽어주기
2위 엄마와 함께 산책이나 여행하기
3위 엄마 배 쓰다듬으며 아이와 대화하기
4위 임산부부 태교프로그램 참석하기
5위 집안일 함께 도와 주기

태교에 방해되는 아빠 행동

1위 음주 후 늦은 귀가
2위 금연약속 못 지키는 것
3위 지나친 TV 시청이나 게임
4위 과격한 운전과 험한 말
5위 살쪘다고 놀리는 것

아빠수첩 II

아빠가 아기에게 주는 최고의 선물

이름은 아빠가 아기에게 주는 최고의 선물입니다. 이름은 아이가 평생 사용합니다. 많은 사람이 반복해 부릅니다. 그래서 이름은 운명에 영향을 줍니다. 우선 이름은 부르기 좋고, 뜻이 좋아야 좋은 이름입니다. 좋은 한자를 쓰고 아이의 운명에 잘 맞아야 합니다. 아빠가 정성을 쏟는 만큼 좋은 이름이 됩니다. 이름에 관련한 좋은 책을 읽고, 좋은 강의를 찾아 들어야 좋은 이름을 지을 수 있습니다. MBC광복특집 〈우리이름 가는 길을 묻다〉가 아빠들이 봐야 할 좋은 프로그램입니다. 유투브 〈예쁜이름 좋은이름 베이비네임스〉 강의를 찾아 보시고, 작명책은 『아기 운이 쑥쑥 예쁜 이름 좋은 이름 1000』이 좋습니다. 전국에 이름짓기 강의는 차병원, 강동미즈병원 문화센터, 이마트, 신세계, 롯데, 현대백화점 문화센터 등에 〈예쁜이름 좋은이름 우리아기 이름짓기〉 강의가 있습니다. 임산부부가 함께 참가해 들으면 좋습니다. 선조들의 작명법, 사주보는 방법, 세련된 영어이름짓기, 한글창제원리, 불용한자, 출생신고 방법, 인명용한자

등을 배울 수 있습니다. 자세한 강의일정과 작명정보는 베이비 네임스www.babynames.co.kr에서 찾아볼 수 있습니다.

훌륭한 아빠를 위한 작명분야 베스트셀러

1위 『아기 운이 쑥쑥 예쁜 이름 좋은 이름 1000』 (동학사)
2위 『우리말 고운말 고운이름 한글이름』 (자유로운 상상)
3위 『글로벌 시대의 영어이름 사전』 (동아시아)
4위 『나에게 어울리는 영어 이름 따로 있다』 (링구아포럼)

예비 아빠 훈련소 '부트캠프'

아빠가 육아에 적극적으로 참여해야 아이가 건강하게 자랍니다. SBS 〈부성의 재발견〉에서 증명했듯 아이의 성공과 실패는 아빠와 깊은 관계가 있습니다. 아빠와 스킨쉽이 많은 아이는 사회성이 높았습니다. 좋은 사회성은 곧 인생의 성공과 연결됐습니다. 반면 아빠와의 접촉이 없었던 아이들은 범죄에 쉽게 빠져들었습니다. 미국에는 부트캠프Boot Camp가 있어 예비 아빠들의 육아 연습을 돕고 있습니다. 부트캠프는 미국 전역에 200여 곳 넘게 있습니다. 아쉽게도 한국에는 예비 아빠 훈련소 '부트캠프'가 없습니다. 문화적 차이 때문입니다. 지금은 인식이 많이 바뀌어 육아일기를 쓰는 아빠도 있고, 아빠의 육아를 다루는 TV프로도 방송되고 있습니다. 많은 아빠들이 이미 육아에 관심을 가지고 있고, 육아휴직도 하고 있지만 정작 대중적인 교육센터나 프로그램이 마련되지 못하고 있습니다. 아빠들이 모여 예비 아빠 훈련소 '예빠소'를 만들면 좋겠습니다. 태교책 읽는 방법에서부터 작명법, 아기 목욕법, 기저귀 갈기, 이유식 만드는 법, 아이와 놀아주기, 아이와 소통하는 방법 등을 함께 모여서 즐겁게 배워가면 좋겠습니다.

예비 아빠를 위한 TV프로그램

- 〈부성의 재발견〉 SBS
- 〈아버지, 그 사랑을 위한 변명〉 SBS
- 〈내 아이를 위한 사랑의 기술〉 MBC
- 〈우리 이름 가는 길을 묻다〉 MBC

예비 아빠를 위한 추천도서

- 『태아성장 보고서』(마더스북)
- 『뇌과학 놀라운 태교이야기』(종이거울)
- 『읽어버린 지혜 듣기』(샘터사)
- 『태아는 천재다』(샘터사)

엮은이 박상원

성균관대학과 대학원에서 동양철학을 전공하고, 현재 베이비네임스babynames.co.kr 원장입니다. 뉴욕불교방송 '깨달음으로 가는 길'을 진행했으며, 「매토피아 Matopia」로 호암청년논문상을 수상했습니다. 인도성지순례와 마더테레사 '죽음을 기다리는 병자의 집'에서 봉사활동을 했으며, 아름다운 재단에 『노자가 보낸 81통의 편지』 인세 모두를 기부했습니다.

저서로는 노자의 도덕경을 사랑의 언어로 해석한 『노자의 연인』, 『81 Love Letters from Lao Tzu』가 있으며, 부모가 직접 소중한 아이의 이름을 지을 수 있도록 돕는 『아기 운이 쑥쑥 예쁜 이름 좋은 이름 1000』이 있습니다. 81개의 그림으로 한국인의 철학을 새롭게 해석한 『하늘그림』이 있습니다. 아름다운 생각이 아름다운 사람을 만들고, 아름다운 사람이 아름다운 세상을 만든다는 믿음을 가지고 동양고전을 우리말로 옮기고 있습니다.

홈페이지 : www.babynames.co.kr

이메일 : taurus19@hanmail.net

그린이 차정인

혼자 상상하고 조몰거리며 놀기를 좋아합니다. 그림책과 사보 등에 그림을 그리고, 아티스트북 작업을 주로 합니다. 가끔 다른 생각, 다른 표현방법을 찾아, 동료작가들이나 문자그음과 함께 공동전시 혹은 설치 등의 작업을 하기도 합니다. 작업은 즐겁기도 하고 어렵기도 하고, 생계에 도움을 주기도 하고 답답한 현실에 숨통을 틔워주기도 합니다.
또 작업을 통하여 좋은 사람들을 만나기도 합니다.
『나너 좋아해』, 『오리할머니와 말하는 알』 등의 그림책에 그림을 그렸고, 『A Piece of String』, 『An Outdoor Man/ An Indoor Woman』 등 아티스트북 작업이 영국 National Art Library 스페셜컬렉션, 미국 RISD Library 등에 소장되었습니다.

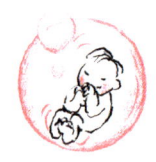
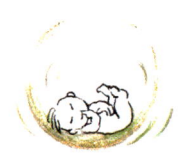
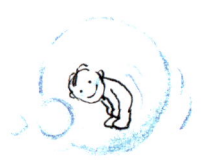
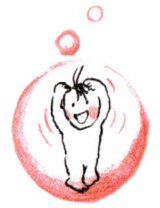
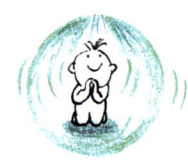
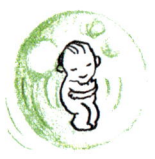
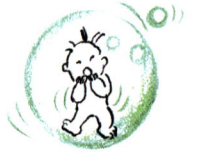
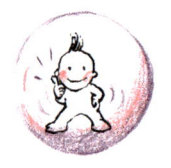
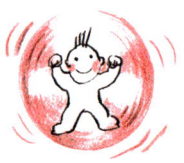
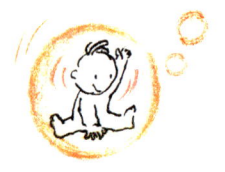
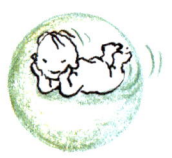
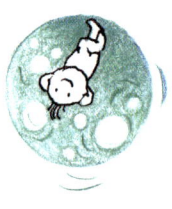